PCI 入门

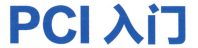

Percutaneous Coronary Intervention

主编 （日）及川裕二　日本心脏血管研究所附属医院循环内科

主译 刘　蔚

北方联合出版传媒（集团）股份有限公司

辽宁科学技术出版社

KOREKARA HAJIMERU PCI
© YUJI OIKAWA 2013
Originally published in Japan in 2013 and all rights reserved by MEDICAL VIEW CO., LTD
Chinese（Simplified Character only）translation rights arranged through
TOHAN CORPORATION, TOKYO

©2025，辽宁科学技术出版社。
著作权合同登记号：第06-2016-27号

图书在版编目（CIP）数据

PCI入门／（日）及川裕二主编；刘蔚主译. —沈阳：
辽宁科学技术出版社，2025.3
ISBN 978-7-5591-1933-9

Ⅰ. ①P…　Ⅱ. ①及…　②刘…　Ⅲ. ①冠心病—介入性治疗—基本知识　Ⅳ. ①R541.405

中国版本图书馆CIP数据核字（2020）第248763号

出版发行：辽宁科学技术出版社
　　　　　（地址：沈阳市和平区十一纬路25号　邮编：110003）
印　刷　者：沈阳丰泽彩色包装印刷有限公司
经　销　者：各地新华书店
幅面尺寸：210 mm × 285 mm
印　　张：14.5
字　　数：350千字
出版时间：2025年3月第1版
印刷时间：2025年3月第1次印刷
责任编辑：丁　一　唐丽萍
封面设计：袁　舒
版式设计：袁　舒
责任校对：黄跃成

书　　号：ISBN 978-7-5591-1933-9
定　　价：168.00元

编辑电话：15998252182
E-mail：191811768@qq.com
邮购热线：024-23284363
http://www.lnkj.com.cn

译者名单

■主　译

　　刘　蔚

■副主译

　　张心刚　陈　玲　张月兰

■参译人员（以姓氏笔画为序）

　　马　群　中国医科大学附属第一医院

　　王敬祥　保定市第一中心医院

　　左　瑶　沈阳市第一人民医院

　　孙溢晗　辽宁省人民医院

　　刘正阳　中国医科大学附属第一医院

　　刘　蔚　北京医院国家老年医学中心

　　伍　放　沈阳市第一人民医院

　　曲俊杰　大连大学附属中山医院

　　张月兰　中国医科大学附属第一医院

　　张心刚　中国医科大学附属第一医院

　　陈少青　内蒙古民族大学附属医院

　　陈　玲　中国医科大学附属第一医院

　　周远琳　丹东市中心医院

　　徐以康　沈阳医学院附属第二医院·辽宁省退伍军人总医院

　　董　强　沈阳市第九人民医院

PCI 入门 作者一览

■主 编

及 川 裕 二　日本心脏血管研究所附属医院循环内科冠状动脉疾病部长

■执笔者（按文章先后顺序）

金 子 英 弘　日本心脏血管研究所附属医院循环内科

及 川 裕 二　日本心脏血管研究所附属医院循环内科冠状动脉疾病部长

松 野 俊 介　日本心脏血管研究所附属医院循环内科

嘉 納 寛 人　日本心脏血管研究所附属医院循环内科副医长

鈴 木 孝 英　日本远轻厚生医院心肌导管治疗中心主任医长

本 田 　 肇　日本远轻厚生医院副院长

野 崎 洋 一　日本札幌北光纪念医院循环内科部长

太 田 　 洋　日本板桥中央综合医院循环科主任部长

小 川 崇 之　日本东京慈惠会医科大学循环内科讲师

横 山 　 健　日本顺天堂大学医学部附属浦安医院循环内科

田 邉 健 吾　日本三井纪念医院循环内科部长

村 岡 秀 崇　日本产业医科大学医院循环内科

園 田 信 成　日本产业医科大学医院循环内科讲师

羽 原 真 人　日本丰桥心脏中心循环内科

外 間 洋 平　日本东京医科大学循环内科

田 中 信 大　日本东京医科大学循环内科准教授

粟 田 政 樹　日本关西灾难救援医院循环内科副部长

朴 沢 英 成　日本绫濑循环医院循环内科部长

栗 山 根 廣　日本宫崎市郡医师会医院循环内科科长

柴 田 剛 德　日本宫崎市郡医师会医院副院长

松 下 匡 史 郎　日本 NTT 东日本关东医院循环内科医长

船 田 竜 一　日本群马大学医学部附属医院循环内科

芹 川 　 威　日本济生会福冈综合医院心脏血管·主动脉中心循环内科部长

國 井 浩 行　日本福岛县立医科大学附属医院循环内科讲师

伊 藤 良 明　日本济生会横浜市东部医院循环内科副部长

白 井 伸 一　日本小仓纪念医院循环内科 CCU 担当部长

舩 津 篤 史　日本京都桂医院心脏血管中心副部长

中 村 　 茂　日本京都桂医院心脏血管中心所长

浜 中 一 郎　日本洛和会丸太町医院·洛和会京都血管治疗中心心脏内科部长

安 齐 　 均　日本富士重工业健康保险组合太田纪念医院循环内科部长

柚 本 和 彦　日本横浜灾难救援医院循环内科冠状动脉疾病集中治疗部部长

大 塚 雅 人　日本横浜综合医院心脏中心循环内科主任部长

坂 倉 建 一　日本自治医科大学附属埼玉医疗中心循环内科

前言

　　本书为 PCI 初学者提供了应该掌握的最基本的相关知识，内容力求简明扼要，并配以大量的图片，通俗易懂。关于手术操作的技巧方面，与用脑记忆相比，用眼睛看、直观感觉更重要。目前，通过直播介绍 PCI 技术的课程有很多，可以在屏幕上看到优秀术者的操作，如如何操作导丝、释放球囊和扩张支架等。但是，对初学者来说，为了使其了解指引导管的形状、导丝的选择、器械的结构和掌握各种技术的原理，使用简图和手工描绘的图像及照片可能更好一些。

　　本书从 PCI 的基础知识开始介绍，不仅介绍了各种设备和器械的结构、选择及操作方法，也介绍了 PCI 技术的辅助工具，如腔内影像学技术等。最后一章介绍了如何识别并发症及其处理方法。这是一本不同于以往出版的图书，参与编写的各位医生都付出了辛勤的努力。

　　如果本书能对 PCI 初学者有一定的帮助，作者将感到非常荣幸。另外，施行 PCI 时给予术者支持的导管室及其他医务人员的工作也是非常重要的，他们也应该了解术者的想法及需要使用的设备和器械等。希望年轻的医生们和其他医务人员一起努力学习。

　　最后，衷心感谢各位执笔者在百忙中参与本书的撰写。

日本心脏血管研究所附属医院循环内科　及川裕二

2013 年 8 月

PCI 入门　目录

本书使用的主要缩写一览表

A		
AL	Amplatz Left	—
B		
BMS	bare metal stent	金属裸支架
C		
CTO	chronic total occlusion	慢性完全闭塞
CX	circumflex artery	回旋支
D		
DCA	directional coronary atherectomy	定向冠状动脉斑块旋切术
DES	drug eluting stent	药物洗脱支架
DX	diagonal artery	对角支
E		
EES	everolimus eluting stent	依维莫司洗脱支架
F		
FFR	fractional flow reserve	冠状动脉血流储备分数
I		
IABP	intra-aortic balloon pumping	主动脉内球囊反搏
IL	Ikari Curve Left	—
IVUS	intravascular ultrasound	血管内超声
J		
JL	Judkins Left	—
JR	Judkins Right	—
K		
KBT	kissing balloon technique	球囊对吻技术
L		
LAD	left anterior descending artery	左前降支
LAO	left anterior oblique position	左前斜位
LCX	left circumflex artery	左回旋支
LMT	left main coronary trunk	左冠状动脉主干

M		
MD-CT	multi detector computer tomography	多排螺旋 CT
MLA	minimal lumen area	最小管腔面积
MRI	magnetic resonance imaging	磁共振成像
MSA	minimal stent area	最小支架面积
O		
OCT	optical coherence tomography	光学相干断层成像
OM	obtuse marginal branch	钝缘支
OMT	optimal medical therapy	优化药物治疗
OTW	over-the-wire	—
P		
PCI	percutaneous coronary intervention	经皮冠状动脉介入治疗
PCPS	percutaneous cardiopulmonary support	经皮心肺辅助
PD	posterior descending coronary artery	后降支
PES	paclitaxel eluting stent	紫杉醇洗脱支架
PL	posterolateral branch	后侧支
POBA	percutaneous old balloon angioplasty	经皮经典的冠状动脉球囊成形术
PTCA	percutaneous transluminal coronary angioplasty	经皮冠状动脉腔内成形术
R		
RBP	rated burst pressure	额定爆破压
RCA	right coronary artery	右冠状动脉
S		
SES	sirolimus eluting stent	雷帕霉素洗脱支架
SVG	saphenous vein graft	大隐静脉桥血管
T		
TCFA	thin-cap fibroatheroma	—
TFI	trans-femoral coronary intervention	经股动脉介入治疗
TRI	trans-radial coronary intervention	经桡动脉介入治疗
Z		
ZES	zotarolimus eluting stent	佐他莫司洗脱支架

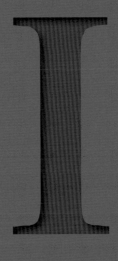

PCI 前的基础知识

1

金子英弘，及川裕二　日本心脏血管研究所附属医院循环内科

何谓 PCI？

在学习 PCI 之前，首先应了解 PCI 操作过程中使用的器械及与治疗相关的基本知识。

Point

首先掌握
以下要点

1 PCI 前要确认基本操作程序，制订治疗策略，做好充分的准备工作。

2 为更好地了解冠状动脉病变的性质和特点，目前广泛使用的是 IVUS，但未来 OCT、血管镜等成像技术也会作为冠状动脉介入治疗的辅助检查方法应用于临床。

3 止血处理非常重要。对于重症患者，为再治疗做准备，在其离开导管室时可以暂时保留鞘管。

PCI 的适应证

- PCI 的适应证为冠状动脉疾病（包括急性心肌梗死、心绞痛）。

心绞痛

- 由于脂质斑块（动脉粥样硬化斑块）导致冠状动脉狭窄而引起的心绞痛是行 PCI 治疗的适应证。通过冠状动脉造影检查，如果血管病变达到 75% 以上的狭窄（左主干 50% 以上的狭窄），则判断为有意义的狭窄病变（图 1-1a）。
- 冠脉痉挛所导致的痉挛性心绞痛（变异性心绞痛）尽管也是心绞痛，但很少进行 PCI（图 1-1b）。

急性心肌梗死

- 因某些原因导致脂质斑块破裂、血栓形成而引起的急性心肌梗死（图 1-1c）是 PCI 的强适应证。

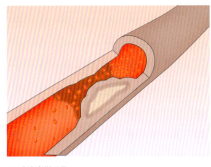

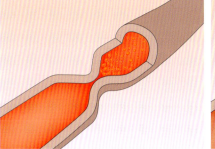

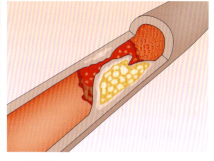

a. 动脉粥样硬化　　b. 冠状动脉痉挛　　c. 急性心肌梗死

图 1-1　PCI 的适应证：冠状动脉疾病

PCI 的步骤

● PCI 的一般流程如下：

① 穿刺部位局部麻醉，送入鞘管。

② 送入指引导管。

③ 冠状动脉造影。

④ 送入 PCI 指引导丝。

⑤ 用 IVUS 观察病变特点。

⑥ 通过球囊导管扩张病变部位。

⑦ 植入支架。

⑧ 用 IVUS 确认病变部位和支架植入状况。

⑨ 冠状动脉造影。

⑩ 拔出鞘管，止血。

穿刺

● 一般行 PCI 时选择导管送入的部位有 3 个：股动脉、肱动脉和桡动脉。近年来，随着技术和设备的进步，人们越来越多地选择创伤更小的经桡动脉路径的介入治疗（图 1-2）。

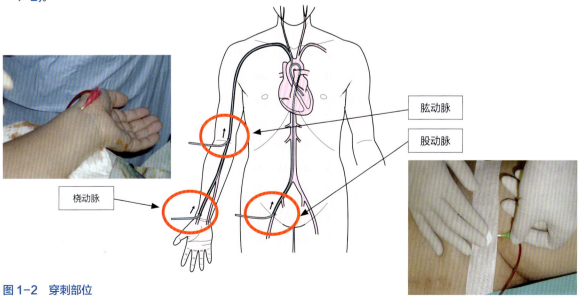

肱动脉

股动脉

桡动脉

图 1-2　穿刺部位

指引导管

● 指引导管的重要作用是输送各种介入治疗器械到达病变部位并提供强大的支撑力（图1-3）。

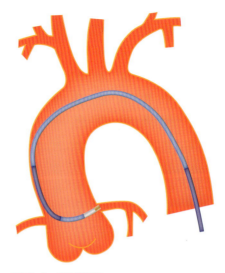

图1-3　指引导管

导丝

● 沿着导丝可以将球囊和支架等介入治疗器械顺利送达病变部位（图1-4）。导丝必须通过病变部位，否则介入治疗的器械将不能送达，因此，在介入治疗中导丝通过病变部位是非常重要的操作技术。熟悉导丝的选择和操作是PCI成功的关键。

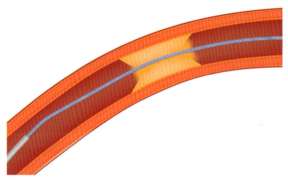

图1-4　导丝

血管内超声（IVUS）

● 可以用来观察血管内病变的性质和特点，为术者提供只通过冠状动脉造影难以获得的病变信息，如病变长度、斑块的体积、有无钙化病变、夹层和血肿等（图1-5）。笔者所在医院在PCI前后几乎常规进行IVUS检查。

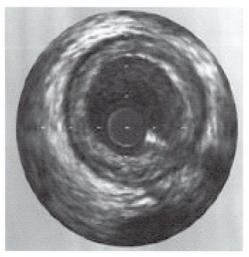

图1-5　IVUS

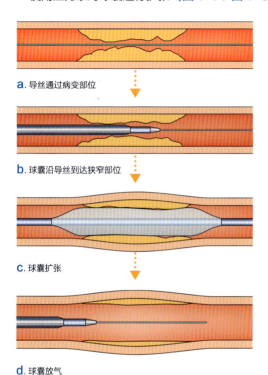

球囊扩张

- 球囊导管沿导丝送入冠状动脉，扩张位于前端的球囊，并对狭窄病变进行治疗。
    ① 把导丝送入冠状动脉狭窄部位远端（图1-6a）。
    ② 沿导丝将球囊送入狭窄部位（图1-6b）。
    ③ 扩张球囊，挤压病变部位（图1-6c）。
    ④ 球囊放气并拔出球囊（图1-6d）。

- 使用压力泵对球囊进行扩张（图1-7、图1-8）。

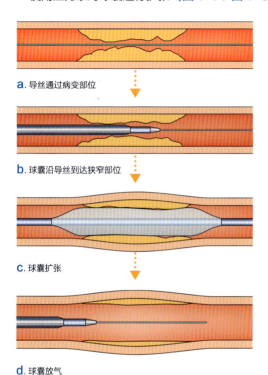

a. 导丝通过病变部位

b. 球囊沿导丝到达狭窄部位

c. 球囊扩张

d. 球囊放气

图1-6　球囊导管的操作步骤

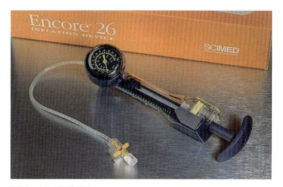

图1-7　压力泵

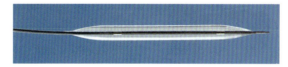

图1-8　被扩张的球囊

植入支架

- 近年来，几乎在所有的PCI中都会在球囊扩张之后植入支架。植入支架可以降低术后发生急性闭塞和再狭窄的风险。
- 支架是由金属材料制成的，呈网状结构，留置在冠状动脉内起到支撑血管的作用，并可预防急性血管再闭塞。
    ① 导丝通过冠状动脉狭窄部位（图1-9a）。
    ② 沿导丝推送支架到冠状动脉狭窄部位（图1-9b）。
    ③ 扩张支架球囊，使支架贴壁（图1-9c）。
    ④ 球囊放气并拔出球囊，植入支架（图1-9d）。
- 支架植入后可使用IVUS评估支架是否充分扩张并贴壁、是否有冠状动脉内夹层或血肿等并发症（图1-10）。如支架扩张不充分，可再次进行球囊扩张（图1-11）。

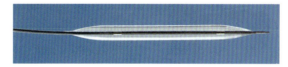

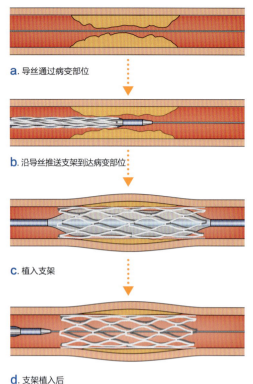

a. 导丝通过病变部位

b. 沿导丝推送支架到达病变部位

c. 植入支架

d. 支架植入后

图 1-9　支架植入的步骤

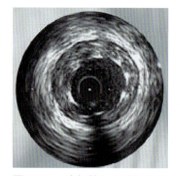

图 1-10　支架植入后进行 IVUS 检查

观察病变部位支架的贴壁和血管扩张情况，评估是否有夹层或血肿的形成。

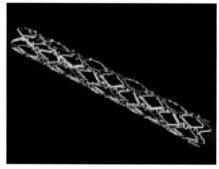

图 1-11　被扩张的支架

药物洗脱支架

- 以往使用的金属裸支架（bare metal stent，BMS），由于支架内新生内膜的增生，有 30% 的病例会发生支架内再狭窄，需再次进行介入治疗。药物洗脱支架（drug eluting stent，DES）是指在支架的表面涂有一种特殊物质（包括药物和聚合物）的支架（图 1-12）。聚合物可以在术前和术中起到保护药物的作用，并在支架植入后，以一定的速度和量进行释放，从而发挥其生物学效应。

- 药物洗脱支架所使用的药物可以抑制血管新生内膜的增生，但有晚期再狭窄的风险。目前，药物洗脱支架的结构既可以抑制再狭窄又可以促进愈合。

- 药物洗脱支架由于较低的再狭窄发生率（5% ~ 10%）而被广泛应用，但是与金属裸支架相比，需要长时间持续服用抗血小板药物。

注意事项

对于预期拟接受介入治疗的患者、老年人、原因不明贫血的患者，要充分考虑其是否可长期服用抗血小板药物，再决定是否植入支架。

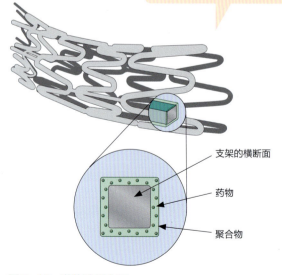

支架的横断面

药物

聚合物

图 1-12　药物洗脱支架

其他设备

- 在目前的介入治疗中，多数病例采用导丝通过病变部位、IVUS 观察病变特点、球囊扩张、植入支架这样的程序而完成治疗。但是，对于一些严重钙化和迂曲的病变、急性冠脉综合征伴随血栓的病变，可能要求术者根据病变的特点灵活选择其他的技术和设备，如冠状动脉旋磨术（图 1-13）、微导管技术、血栓抽吸导管、远端保护装置等。
- 另外，根据病情需要，除 IVUS 外，还可以选择光学相干断层成像（optical coherence tomography，OCT）和冠状动脉血管镜等影像学技术和设备。

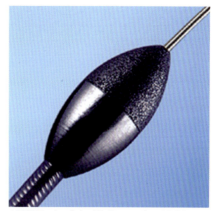

图 1-13　旋磨导管

对于严重钙化的狭窄病变，有时尽管导丝可通过病变部位，但与治疗相关的器械难以通过，此时可使用头端带有微钻石颗粒的旋磨导管，通过其旋磨头快速旋转消蚀动脉硬化斑块。

止血

- 手术结束后，拔出鞘管，进行止血。
- 插入动脉的鞘管外径在 2mm 以上，因此应进行充分的止血（图 1-14a）。由于患者 PCI 中使用肝素及口服抗血小板药物，所以更易出血。即使在导管室止血后也应继续观察穿刺部位。
- 止血除了使用压迫纱布和绷带外，还可以使用其他的止血设备（图 1-14b）。另外，对急性心肌梗死和慢性完全闭塞等高危患者，如有术后再次介入治疗的可能，在离开导管室时可先保留鞘管。

> **注意事项**
>
> 拔出鞘管时，由于需用力压迫穿刺部位，此时应注意出现末梢血流阻断、压迫神经及因疼痛导致迷走神经反射等情况。

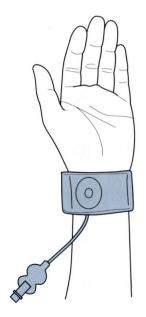

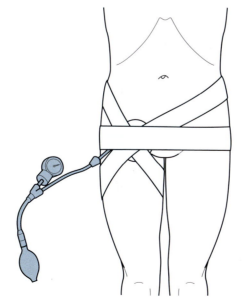

a. 桡动脉止血　　　　b. 股动脉止血

图 1-14　止血方法

松野俊介　日本心脏血管研究所附属医院循环内科

PCI 必备的设备和工作人员配置

为了安全、顺利地进行 PCI，不仅需要有各种仪器设备，还需要一组相互配合的工作人员。应了解各种设备的使用方法及工作人员的职责。

Point

首先掌握以下要点

1 PCI 比冠状动脉造影更需要有明确的分工和合作。

2 为了安全、顺利地进行 PCI 并获得良好的治疗结果，工作人员应相互协作和配合，利用好各种仪器。

PCI 中工作人员配置

- PCI 和冠状动脉造影一样，不仅需要有医生，还需要配备护士、临床工程师、临床技师、检验师和放射科技师等。
- PCI 与冠状动脉造影相比，技术更复杂，需要使用更多的仪器和设备，有可能产生更严重的并发症，因此，各专业人员应相互理解和配合。
- 笔者所在的医院，通常配备医生 2~3 人，护士 1 人，临床技师 1~2 人，放射科技师 1 人。
- 当遇有血流动力学不稳定的急性冠脉综合征或左主干病变等高危患者时，可有更多的医生进入导管室，同时增加可操作辅助装置的临床工程师，增加 1 名护士加强护理，灵活应对可能出现的各种情况（图 1-15、图 1-16）。

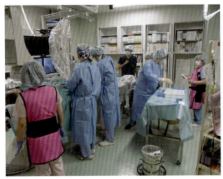

图 1-15　高危患者的 PCI，正在使用 IABP 装置

除了 3 名医生外，还有 2 名操作和管理主动脉内球囊反搏（intra-aortic balloon pumping，IABP）装置的临床工程师和 2 名护士。

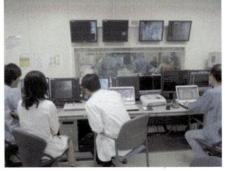

图 1-16　同一病例控制室的工作状态

在导管室外的控制室，临床工程师在进行血流动力学监测、书写手术记录和操作 IVUS，放射科技师在改变摄影条件，指导 PCI 的上级医生根据需要随时待命，准备进入导管室。

PCI 必备的设备

- 导管室需要配备血管造影机和显示器以及与 PCI 相关的仪器（图 1-17）。
- 指引导管、指引导丝、球囊导管、支架等整齐地存放在储物架上。为了方便在两个导管室之间移动，支架可以放在带有滑轮的储物架上（图 1-18、图 1-19）。
- 关于药品车，经常使用的药物放在药品车上容易取到的地方，并在墙面上贴好药名标签，方便快速取到（图 1-20）。

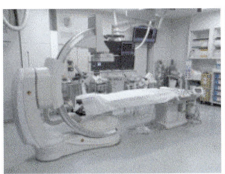

a. 导管室全貌

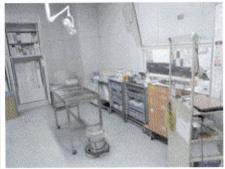

b. 药品车和其他物品储物架

图 1-17　导管室外观

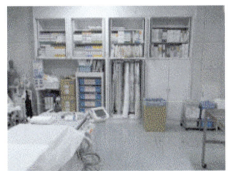

a. 导管室的储物架

b. 球囊导管

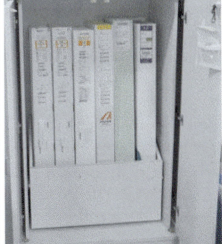

c. 鞘管及其他物件

d. 指引导管

图 1-18　导管室材料的收纳

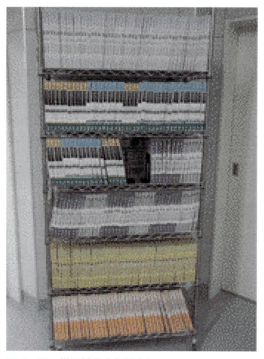

图 1-19　带滑轮的支架储物架

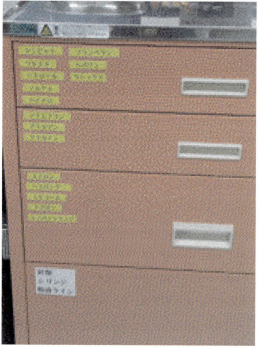

图 1-20　药品车

- 紧急 PCI，尤其是遇到计划外的 PCI 病例时，通常会出现人员不足的情况。因此，为了能节省时间，快速找到所需物品，平时可以准备一个"紧急导管套装"的小盒子，存放在导管室，以备急用（图 1-21）。

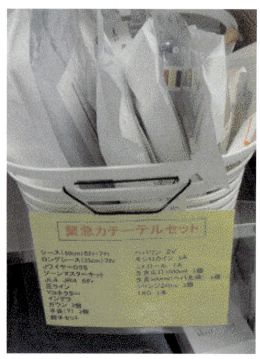

图 1-21　紧急导管套装

PCI 必要的仪器和人员分工

血管内超声（IVUS）、光学相干断层成像（OCT）

- 目前，PCI 中除血管造影术外，血管内超声（IVUS）、光学相干断层成像（optical coherence tomography，OCT）等影像学诊断方法也得到了广泛应用。
- 笔者所在的医院，临床技师或工程师使用内置在导管室的 IVUS 控制台进行操作，并使用控制台记录和测量 IVUS 图像（图 1-22）。
- 有时需要使用移动的 IVUS 和 OCT 时，临床技师或工程师可以进入导管室内，使用推车式的控制台进行操作。

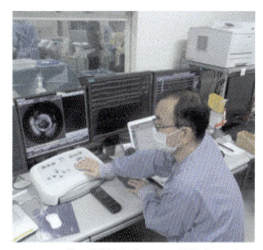

图 1-22　使用控制台操作 IVUS 的临床工程师

旋磨术

- 如果病变部位钙化严重，球囊等设备难以通过或支架不能充分扩张时，可以使用旋磨技术。
- 旋磨导管的头端是一个镶有微钻石颗粒的金属不锈钢旋磨头，呈纺锤形，当其高速旋转时可将钙化的粥样斑块磨成细小的碎屑并将其冲洗至血管远端。
- 临床技师或工程师在导管室手术台的旁边操作旋磨仪，并将实时的旋转转数、降低的转数和旋转时间报告给术者（图 1-23）。

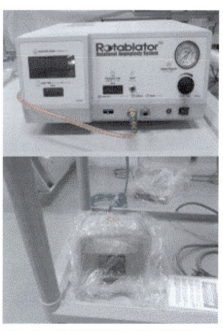

图 1-23　旋磨仪的操纵控制台和脚踏板

主动脉内球囊反搏（IABP）装置

- PCI 中，当患者的血流动力学不稳定时常需使用 IABP 装置。笔者所在的医院，IABP 装置及球囊导管、鞘管等一起放在导管室。
- 当需要使用 IABP 装置时，术者可以直接送入新的鞘管或者将 PCI 时使用的鞘管换成适合送入 IABP 装置的鞘管，同时选择合适的球囊导管（图 1-24）。

注意事项

临床工程师会及时设置好 IABP 装置。当遇到左主干病变或左心功能不全的高危患者时，可以先送入 IABP 装置以辅助循环，同时再行 PCI。

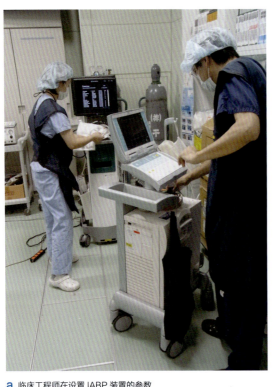

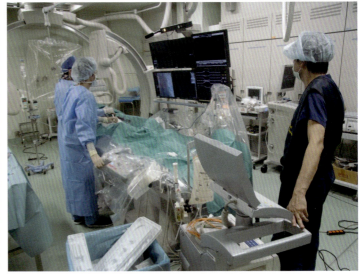

a. 临床工程师在设置 IABP 装置的参数　　b. PCI 中 IABP 装置的管理

图 1-24　IABP 装置

经皮心肺辅助（PCPS）装置

- PCI 中当血流动力学状况进一步恶化，即使使用药物和 IABP 也难以维持时，可以使用经皮心肺辅助（percutaneous cardiopulmonary support，PCPS）装置。
- PCPS 装置的主机、离心泵、人工肺、泵血 / 回流管路及其相关物品，通常备在与导管室同一楼层的临床工程师室内（图 1-25）。
- 当需要马上使用 PCPS 装置时，可一边进行胸外按压和开放气道，一边由术者插入泵血 / 回流管路，同时启动经皮心肺辅助装置，迅速开始循环辅助（图 1-26、图 1-27）。

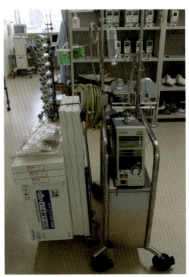

图 1-25　PCPS 装置的主机和离心泵、人工肺、泵血 / 回流管路

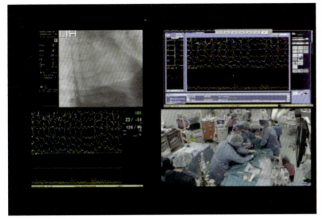

图1-26 急性心肌梗死治疗中发生心脏骤停的病例

进行胸外按压和保持气道通畅，同时站在导管操作台旁边的临床工程师迅速启动PCPS装置。对于这种重症病例的治疗，通常需要多人参与，互相协作。

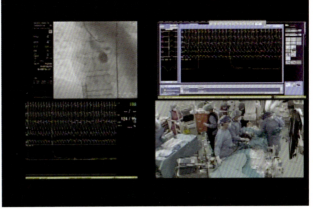

图1-27 PCPS装置启动后

医生继续进行介入治疗，临床工程师负责管理PCPS装置。

临时心脏起搏器

● 对于右冠状动脉病变引起的急性冠脉综合征，PCI中有时会发生完全性房室传导阻滞或者再灌注时出现严重的心动过缓。此时可以植入临时心脏起搏器，并将起搏电极留置在右心室进行起搏治疗或备用。

● 临床工程师连接起搏电极于起搏器上，并根据医生的指示设定起搏器参数（图1-28）。

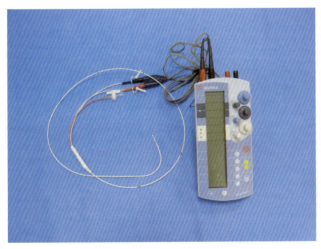

a. 临时起搏电极和起搏器

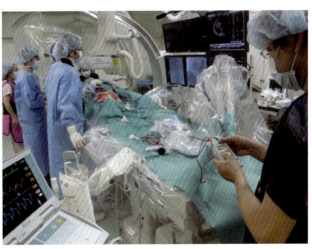

b. 临床工程师连接起搏器，设定参数

图1-28 临时心脏起搏器

除颤器

● 急性冠脉综合征再灌注治疗时，当发生持续性室性心动过速和室颤时，应立即进行电除颤。因此，导管室内需常备除颤器（图1-29），并对除颤器工作状态每日进行检查。急性心肌梗死患者入院时，应常规将除颤器贴膜贴于其胸部。

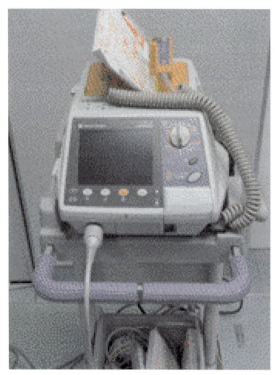

图1-29 除颤器
除颤器上面备有贴膜。

II

穿刺部位的选择

嘉納寬人　日本心脏血管研究所附属医院循环内科

股动脉穿刺的优点和缺点

经股动脉路径送入导管，是心血管疾病诊断和治疗中最基本的操作方法。本文将介绍经股动脉穿刺指引导管的操作方法、股动脉穿刺的优点和缺点、出血并发症及其处理方法。

Point

首先掌握
以下要点

1 股动脉穿刺可以选择 7Fr 和 8Fr 的导管，此类导管具有良好的支撑力，可以应对复杂的操作。对于初学者来说，首先应熟悉股动脉穿刺路径。

2 即使在发生了并发症等紧急情况下，通过股动脉穿刺，对 IABP 装置和 PCPS 装置等的操作也可以顺利地进行。没有经验的术者可以准备两侧股动脉穿刺，平时应注重穿刺和送入导管的练习。

3 股动脉穿刺前，一定要检查下肢血流的情况，当存在可能导致器械送入困难的狭窄病变时，应先行外周血管治疗。

4 股动脉穿刺中，当遇有髂动脉和降主动脉迂曲时可能会影响导管和器械的送入，此时可选择长鞘管，以确保操作的可行性。

5 股动脉穿刺最大的顾虑是出血并发症，因此为预防出血的发生，应掌握正确的穿刺和压迫方法，导丝的操作也应谨慎地进行。

股动脉穿刺的优点

- 不仅 PCI，IABP 装置和 PCPS 装置导管的送入、电生理检查等很多操作均需经过股动脉路径送入导管，因此可以认为经股动脉穿刺是诊治心血管疾病最基本的操作方法。
- PCI 时，有时会遇到需要紧急送入 IABP 装置或 PCPS 装置管路的情况，如果准备双侧股动脉穿刺，可以减少措手不及的尴尬，尽快应用 IABP 装置和 PCPS 装置治疗，这也是股动脉穿刺的优点之一。

指引导管

- 指引导管的重要作用是输送各种介入治疗器械到达病变部位，并提供一定的支撑力，有助于器械的推送。
- 股动脉穿刺的优点是不限制各种导管的管径。使用大管径导管，可以为 PCI 提供稳定的支撑力，即使在导管小口径化的今天这也是它的优点。

- 指引导管支撑力不足时可更换支撑力好的导管，或者使用深插技术，或者采用其他可以提高支撑力的方法。
- 指引导管的管径在 7Fr 以上时支撑力较强，通常可以选择容易送入的导管，如 Judkins 导管（图 2-1）。

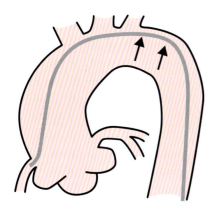 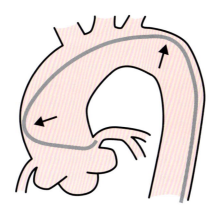

a. 送入右冠状动脉的 Judkins Right（JR）导管　　　b. 送入左冠状动脉的 Judkins Left（JL）导管

图 2-1　左、右冠状动脉送入导管的示意图

a：使用 JR 导管时导管在升主动脉内没有支撑力，而股动脉路径可以在主动脉弓部提供支撑点。
b：JL 导管型号选择合适的话，JL 导管可以接触到升主动脉对侧和主动脉弓部的管壁，提供稳定的支撑力。

- 图 2-2 所示的是两例右冠状动脉起源异常的病例。当这样的病例需要复杂的手术技巧时，管径大的导管能发挥更重要的作用。

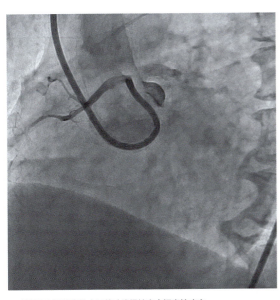 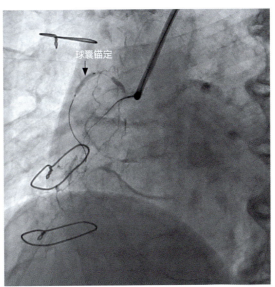

a. 起源于左冠状窦的右冠状动脉慢性完全闭塞性病变　　b. 起源于前壁的右冠状动脉慢性完全闭塞性病变

图 2-2　右冠状动脉起源异常的病例，使用 8Fr 导管

a：虽然同轴性不好，指引导管形状产生的支撑力不足，但经股动脉路径使用 8Fr 的导管后手术得以顺利进行。
b：由于右冠状动脉起源于前壁没有获得支撑力，在箭头处的圆锥支（conus branch）一边进行球囊锚定一边实施操作。8Fr 的导管可以使 PCI 顺利进行。

经股动脉穿刺指引导管的操作方法

右冠状动脉

- 关于导管的形状，原则上是选择操作简单、不易嵌顿和对冠状动脉入口损伤小的导管，JR 导管具有这样的特点，因此常选用 JR 导管。
- 大多数病例可以选择 JR4.0 的导管，对于个别身材矮小的患者可以选择 JR3.5 的导管。
- 右冠状动脉开口向上、水平或向下时都可以选择 JR 导管（图 2-3）。
- 开口向上支撑力会减弱，但多数病例选择 7Fr 左右的导管可以提供支撑力。

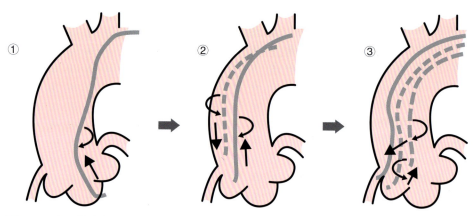

图 2-3　右冠状动脉 JR 导管的送入方法（左前斜位）

① 通过导丝将导管送入冠状窦后，边顺时针方向旋转导管边向上轻提导管。
② 当导管的头端朝向左侧时向上提拉。如果导管（如虚线所示）比开口部位的位置高，要逆时针方向旋转，使其回到原处。
③ 当导管的头端完全朝向左侧时即可送入。如图所示，导管进入冠状窦内时，逆时针方向旋转同时向上提拉导管，当导管高于开口部位时即可送入。

重 点 ！

- 用 JR 导管行右冠状动脉造影时，要控制好导管，防止导管下滑，适当地转动导管，保持张力，使导管顺利进入（图 2-4）。

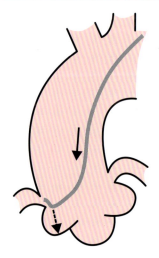

图 2-4　JR 导管的操作

右冠状动脉造影时，为了更好地获得支撑力，导管应朝向实线箭头的方向送入。若朝向虚线箭头的方向送入，导管易脱落，此时应适度向上提拉导管，以获得更好的支撑力。

- 右冠状动脉起始于前壁，JR 导管不能顺利到达开口部位且需要较大的支撑力时，可选择 Amplatz Left（AL）导管或 Hockey 导管。
- AL 导管是常用的导管，但操作方法与 JR 导管不同。AL 导管的头端容易卡在冠状动脉窦内，并且导致开口部位的损伤，因此在操作时应十分小心（图 2-5）。
- 考虑到有冠状动脉损伤的可能性，可以做一个侧孔。

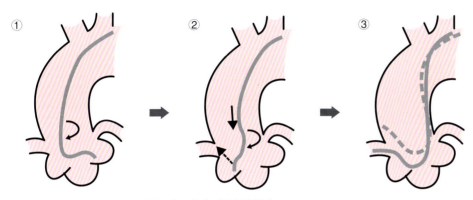

图 2-5　右冠状动脉 AL 导管的送入方法（左前斜位）
① 用导丝将导管送入冠状窦，使其头端指向右下方，然后顺时针方向旋转。
② AL 导管的头端朝向正下方时，此时推送导管会偏离开口移至上方。当导管的头端固定并不朝上时，轻轻旋转并提拉导管，即可使其进入冠状动脉内。
③ 导管的头端完全指向左侧时可以顺势送入冠状动脉内。如图中虚线所示，导管偏左上时，可以调节导管的高度，再次重复同样的操作。

> **一点儿建议**
>
> - AL 导管与 JR 导管不同，提拉导管后其头端即可进入冠状动脉深部，推送时导管可能会脱出，因此，不妨先用诊断导管找找感觉。

左冠状动脉

- 与右冠状动脉一样，JL 导管的形状是根据送入的易通过性和安全性而设计的（图 2-6）。
- 通常使用 JL4.0 的指引导管，但 JL4.0 的指引导管比诊断导管曲度大，所以如选择 JL4.0 的诊断导管，指引导管可选择 JL3.5 的。

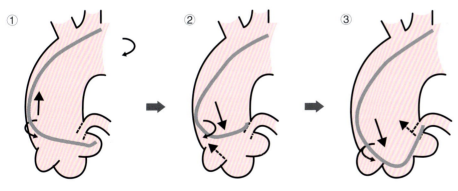

图 2-6　左冠状动脉 JL 导管的送入方法（正位）
① 用导丝将导管送入左冠状窦，此时退出导丝，导管会自动进入冠状动脉口。从正面看，有时导管会稍微从后方移出，所以要边逆时针方向旋转边往回拉。
② 边逆时针方向旋转边提拉导管，如未能进入冠状窦，导管在升主动脉内反转前，可顺时针方向调整。这种操作可反复进行并将导管送入。
③ 当主动脉内径较大或入口部分朝上时，可边逆时针方向旋转边推送导管，并使导管头端朝上即可进入冠状动脉内。

> **注意事项**
>
> 对于身材矮小和老年患者，可以选择 JL3.5 的导管。

- 在指引导管中有短头的 JL 导管，它可以与左主干同轴，以防止冠状动脉损伤。
- 很多术者选用正位操作，不过为更好地了解导管与冠状动脉位置的关系，建议选择左前斜位，更容易操作。
- 将导管头端送入左冠状动脉开口部位后，边顺时针方向旋转边推送导管，使其头端指向前降支，然后逆时针方向旋转并拉导管使其头端指向回旋支，并向目标方向进行调整。这个操作在蜘蛛位时很容易看到（图 2-7）。

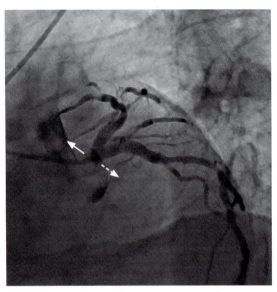

图 2-7　JL 导管的操作

边顺时针方向旋转边推送导管，使其头端指向前降支（实线箭头），相反，逆时针方向旋转并拉导管使其头端指向回旋支（虚线箭头）。

股动脉穿刺的缺点

- 股动脉穿刺的缺点之一是需要患者卧床更长的时间，不过近年来随着止血装置的进步，这种状况很可能会得到改善。
- 另外，当髂动脉、主动脉严重迂曲或狭窄时，与上肢动脉相比，可操作性更差，并易发生出血并发症。

髂动脉、主动脉迂曲

- 如图 2-8 所示，除髂动脉、主动脉迂曲外，有时主动脉人工血管置换术后操作也很困难。
- 通常导丝和导管都能通过迂曲的血管，但也有过不去的情况，故需要提高手技，反复练习。
- 人工血管与导管之间的摩擦力增大，通常操作很困难。

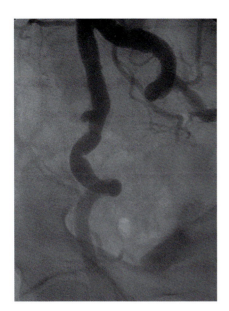

a. 髂动脉严重迂曲

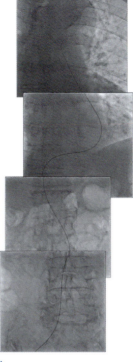

b. 降主动脉严重迂曲，送入导丝后也
可见残留迂曲

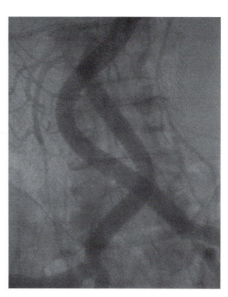

c. 人工血管置换后的血管迂曲

图 2-8　髂动脉、主动脉迂曲

- 首先需要注意的是，如果髂动脉和主动脉严重迂曲，则在送入鞘管后不要拔出导丝，并且在操作导管时导丝也应留在其内。这样可以防止鞘管或导管断裂或扭曲而无法正常使用。
- 可以积极地使用长鞘管，将迂曲血管拉直。笔者所在医院主要使用 25cm 的长鞘管，如果迂曲范围较长，则可以使用更长的鞘管（图 2-9）。

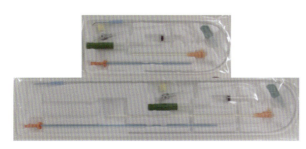

a. 长鞘管

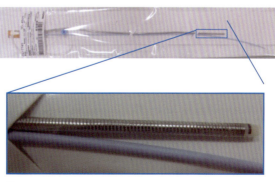

b. 缠绕型鞘管

图 2-9　普通的长鞘管和缠绕型鞘管

a：上：普通的长鞘管（10cm）。
　　下：笔者所在医院使用的长鞘管（25cm），也可以使用更长的鞘管。
b：上：笔者所在医院使用的缠绕型鞘管（45cm），也可以使用更长的缠绕型鞘管。
　　下：放大图。
　　缠绕型结构即使在弯曲时也能保持内腔直径不变。

- 另外，使用普通的长鞘管不能拉直血管且操作困难时，也可以使用缠绕型鞘管（图 2-10）。
- 其他方法，如在导管外侧增加直径较大的长鞘管，或者使用直径较小的导管，可减少与鞘管之间的摩擦和阻力。

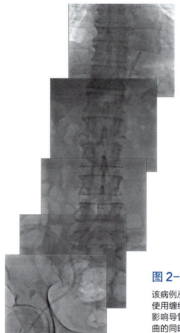

图 2-10 使用缠绕型鞘管的病例

该病例从髂动脉到腹主动脉存在连续的迂曲。

使用缠绕型鞘管时，鞘管可以根据血管的迂曲情况顺利送入血管，不影响导管的操作。缠绕型鞘管之所以有效，是因为它可以跟踪血管迂曲的同时确保鞘管的内腔直径。但是如果过于弯曲，其内的导管也可能弯曲而影响正常操作。

- 当使用长鞘管时，血管可能会被拉直，因此下肢的血流会减少，从而导致局部缺血。
- 此外，如果将鞘管送入狭窄病变部位，可能会引起局部缺血，因此在术前一定要检查下肢动脉的搏动并测量下肢的血压（图 2-11）。必要时可先治疗下肢血管。

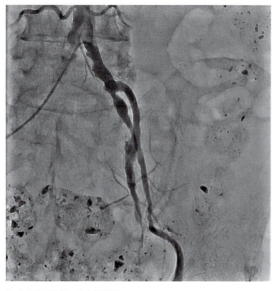

a. 左髂总动脉以下的血管造影　　　　　　　　　　**b**. 和 **a** 为同一病例

图 2-11 髂动脉狭窄的病例

a：需要应用 IABP 装置的 PCI 病例，因术前发现下肢动脉搏动减弱，因此做了下肢动脉造影，可见髂外动脉严重狭窄。

b：由于髂动脉区域存在狭窄，考虑到如果鞘管穿过病变部位会引起下肢发生局部缺血，因此首先对下肢血管进行治疗。

出血性并发症

为避免出血并发症，要注意以下几点：

● 应意识到股动脉穿刺比上肢动脉穿刺出血风险更大，因此穿刺时要多加注意。穿刺点如图 2-12 所示。

● 过多地偏头侧穿刺，超过腹股沟韧带会增加腹膜后出血的风险；过多地偏足侧穿刺，会偏离股骨头的位置，难以压迫止血，或者穿入股深动脉，从而难以止血，并引起巨大的血肿和假性动脉瘤。

● 另外，由于股静脉和股动脉是纵向并列走行的，故在足侧穿刺时要避免发生动静脉瘘。

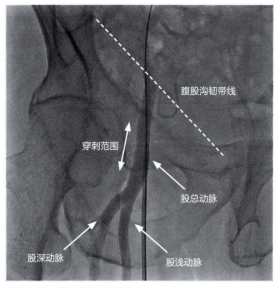

图 2-12　股动脉穿刺部位

在股骨头水平穿刺股总动脉，其后方有股骨头起到支撑作用，更容易压迫止血。穿刺部位为髂前上棘和耻骨联合连线的腹股沟韧带下方 3cm 处，但对于肥胖的患者有时难以把握穿刺部位，必要时穿刺前可进行透视确认穿刺部位。

● 注意穿刺角度，不要穿透血管后壁（图 2-13）。

● 为了避免导丝误入分支血管引起穿孔，建议使用缠绕型"J"形导丝。选择穿刺角度时应在充分的透视下进行。

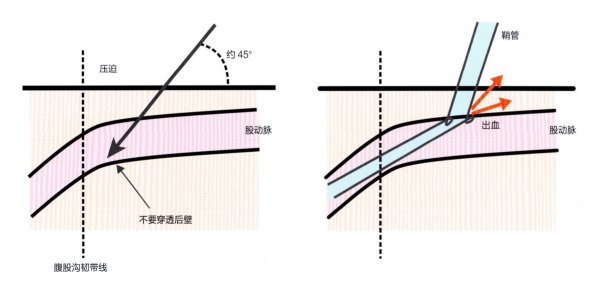

a. 合适的穿刺角度　　　　　　　　　　　　b. 穿刺角度过大

图 2-13　穿刺注意事项

a：穿刺角度保持在 45°左右。穿刺股动脉时，注意不要穿透股动脉。穿透股动脉后壁会导致局部血肿和腹膜后出血。

b：穿刺角度太小，则穿刺将很困难。穿刺角度过大，则穿刺针和血管走行的角度将变得陡直，鞘管容易打折。当鞘管打折并变形时，血液可能会从血管壁和鞘管之间的空隙中流出，形成血肿。

- 止血对于预防血肿形成也很重要。
- 近年来，止血装置发展很快并且其使用量也在增加。医生需要熟悉止血装置的使用。
- 手动压迫止血仍是必须掌握的基础操作，而手动加压时不会引起血肿的部位就是压迫点（图 2-14）。

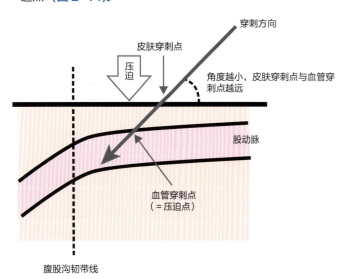

图 2-14 压迫时注意事项

皮肤穿刺点和血管穿刺点不在一条直线上。
压迫止血时可以想象血管的穿刺点进行压迫。
一旦发生出血肿胀，压迫会变得更加困难并形成恶性循环，因此开始就
应慎行压迫止血。

并发症的处理

- 如果形成血肿，首先可以通过听诊有无血管杂音和超声多普勒检查进行确认。彩色多普勒可确认血肿内有无血流（图 2-15）。
- 如果血肿内没有血流，基本上会自然吸收，故需要密切观察。

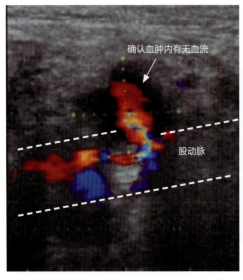
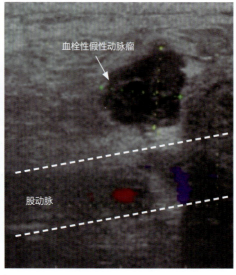

a. 血肿内有血流，确认为假性动脉瘤　　　　**b.** 压迫后瘤内的血流消失

图 2-15 假性动脉瘤

a：如果假性动脉瘤不大，则可使用超声导管确认动脉瘤中血流消失所需要的压迫强度，并用探头或手动进行加压。通常压迫时疼痛很明显，因此需使用镇痛药。
b：如果压迫效果不佳，患者可能会感到明显不适和痛苦，因此可尽早请外科医生会诊，必要时可考虑手术治疗。

- 腹膜后出血会引起休克等严重的并发症。因此在 PCI 期间和术后，观察到原因不明的血压下降时，要考虑到是否有腹膜后出血（图 2-16）。
- 腹膜后出血可能是致命的，因此如果怀疑腹膜后出血，可以通过补充液体来稳定生命体征并尽快通过 CT 检查明确诊断。

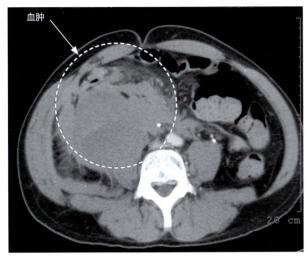

血肿

a. 腹膜后出血的 CT 影像

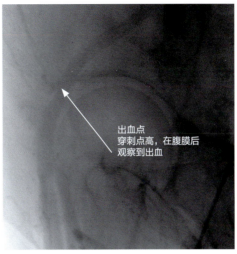

出血点
穿刺点高，在腹膜后观察到出血

b. 通过血管造影确认腹膜后出血的病例

图 2-16　腹膜后血肿

a：如果怀疑 PCI 后穿刺部位出血，可以通过 CT 检查进行确认。因在 PCI 中已使用造影剂，通常不推荐再次进行 CT 造影检查，即使单纯 CT 扫描也能发现血肿。当发现腹膜后出血时，若仅仅是血肿，出血多能停止，必要时可考虑输血。

b：当 CT 检查发现有活动性出血时，应进行血管造影以确认出血点并进行止血。该病例中确认了穿刺部位有出血，并进行了手动压迫。后来发现出血是由于分支血管穿孔引起的，在这种情况下，线圈栓塞是有效的。

鈴木孝英，本田 肇　日本远轻厚生医院心肌导管治疗中心

桡动脉穿刺的优点和缺点

目前，桡动脉穿刺已成为 PCI 中的标准技术，桡动脉穿刺在一定程度上也可以治疗复杂病变。本文将介绍经桡动脉路径所特有的问题、指引导管的操作方法及提高支撑力的方法。

Point

首先掌握
以下要点

1 了解右侧、左侧 TRI 的不同。

2 熟悉桡动脉、肱动脉和锁骨下动脉的走行异常及其处理方法。

3 掌握适用于 TRI 的指引导管的选择和使用方法。

4 掌握深插（deep engage）技术的方法和技巧。

5 了解 Slender PCI 和无鞘指引导管的特征。

经桡动脉介入治疗（TRI）的现状

- TRI (trans-radial coronary intervention，TRI) 已成为 PCI 中的标准技术，目前日本进行的 PCI 中有 60% 以上是经桡动脉路径实施的。
- 与经股动脉介入治疗（trans-femoral coronary intervention，TFI）相比，TRI 出血等并发症更少，术前和术后管理也更容易。 TRI 的优势在于对患者的损伤更小和减少医护人员的工作量。

右侧 TRI 和左侧 TRI

- 由于从右侧进行 TRI 更靠近术者并且易于操作导管，因此在左、右侧均可实施的情况下，多选择右侧 TRI。
- 左侧 TRI 的优点是几乎没有由于锁骨下动脉迂曲引起的问题，并且指引导管操作的感觉类似 TFI (图 2-17)。左侧 TRI 的缺点是距离术者较远且操作困难。 在某些医疗机构中，采取将患者的左上肢放置在左大腿上以更靠近术者，或者使用专用的手架来简化操作。另外，由于 TRI 医生更靠近管球，所以可在两者之间放置屏蔽板以减少暴露。

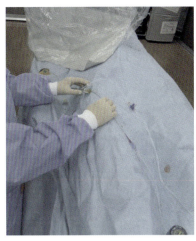 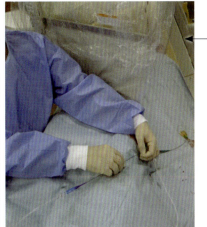

屏蔽板

a. 右侧 TRI

b. 左侧 TRI

图 2-17　右侧 TRI 和左侧 TRI

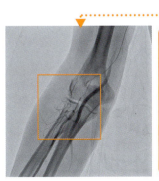

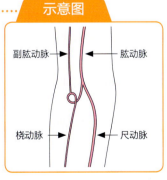

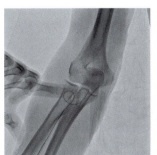

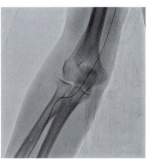

桡动脉襻和肱动脉襻

● 在送入指引导管之前，TRI 存在一些特定的解剖学问题。下面将介绍代表性的问题及其解决方法。

● 桡动脉从肱动脉分出后，可能会出现襻，这会使导管送入变得很困难（大约 3%）（图 2-18）。桡动脉襻是自然形成的，强行拉伸会导致诸如剧烈疼痛和穿孔等并发症。因此，通常需要更改路径。

● 另外，肱动脉襻多在导丝送入时会被拉直，因此不影响导管操作（图 2-19）。由于肱动脉襻原本是直线状的，所以即使用导丝将其拉直也不会出现问题。

● 要注意的另一个解剖异常是由肘上近端桡动脉分出的高位分支动脉（副肱动脉），此时桡动脉可能很细，有时指引导管难以送入。

示意图

副肱动脉 →　← 肱动脉

桡动脉 →　← 尺动脉

a. 桡动脉襻

b. 从体表进行压迫

c. 桡动脉襻被拉直

图 2-18　桡动脉襻

a：可见桡动脉襻及从桡动脉襻上端分出的副肱动脉。操作时应注意，避免导丝误入。

b：如果导丝难以穿过襻，则可从体表进行压迫，有时导丝可能会通过。

c：有时尽管导丝已进入且动脉襻已被拉直，但因患者主诉有剧烈的疼痛，不得已需放弃右侧 TRI。

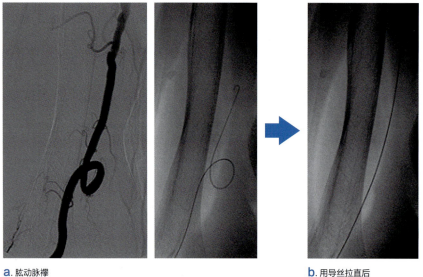

a. 肱动脉襻

b. 用导丝拉直后

图 2-19 肱动脉襻

a：可见肱动脉襻。

b：送入导丝后，动脉襻被拉直，可行 6Fr TRI。

右锁骨下动脉~头臂干动脉迁曲

● 大约 10% 的病例中可见从右锁骨下动脉到头臂干动脉迁曲（图 2-20a）。如果迁曲严重，则导丝可能会从右锁骨下动脉进入颈总动脉，难以进入头臂干动脉。解决此问题的方法，首先可以"深呼吸"，通过让患者深呼吸，导丝可以轻松地送入主动脉；如果导丝仍然无法送入，可使用诸如 JR 导管的方法，将导丝头端 2~3cm 弯曲至 90° 并送入（图 2-20b）。不过即使导丝可以送入到主动脉，导管操作通常也很困难。在这种情况下，可将导丝更换为硬导丝以拉直迁曲的血管，使操作变得更容易。

● 右锁骨下动脉起源异常，不是从头臂干动脉分出，而是直接从主动脉弓分出（图 2-21），其发生率小于 1%。但此种情况下导管操作非常困难，为安全起见需要更换穿刺部位。

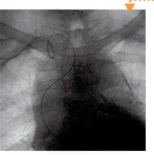

a. 右锁骨下动脉严重迁曲

示意图

颈总动脉

头臂干动脉

锁骨下动脉

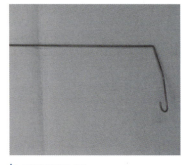

b. 导丝头端弯曲 90°

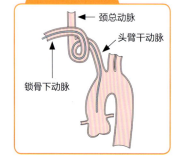

c. 迁曲的血管被拉直

图 2-20 右锁骨下动脉严重迁曲

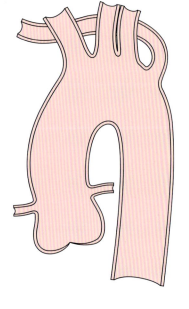

图 2-21 右锁骨下动脉起源异常

6Fr TRI 指引导管的选择和操作

- TRI 时，选择指引导管的大小受桡动脉直径的影响，通常可以选择 6Fr 或 6Fr 以下的导管，但有时对于高龄女性患者即使选择 6Fr 或 6Fr 以下的导管也难以适用。当需选择 7Fr 或更大的导管时，多数医生都选择 TFI。
- 6Fr 导管的缺点是其支撑力比 7Fr 和 8Fr 的导管小，但是可以通过选择最佳的导管形状或使用深插技术弥补其不足。

左冠状动脉

- 即使是 TRI，用于左冠状动脉造影的指引导管通常选择 Judkins Left（JL）导管。但是右侧 TRI 如使用 JL 导管，有时导管的头端可能指向左主干的上方，而不能很好地同轴，因此无法获得足够的支撑力（图 2-22a）。Ikari Curve L（IL）导管属于 JL 导管，但已进行了改良，可以提供足够的支撑力，通常很有用。由于左侧 TRI 导管的形状类似于 TFI 中的导管，因此有的医疗机构将左侧 TRI 作为首选（图 2-22b、c）。
- TRI 最常选择的是 EBU 型导管（EBU、BL、XB、VODA、SPB 等，视制造商不同而略有不同）。其用于左冠状动脉可以获得强大的支撑力（图 2-23、图 2-24）。
- 送入 EBU 型导管时需要下点功夫。导管送至冠状动脉开口附近后，将其逆时针方向旋转即可送入。导管一旦送入成功将获得强大的支撑力，但是需注意送入的深度。

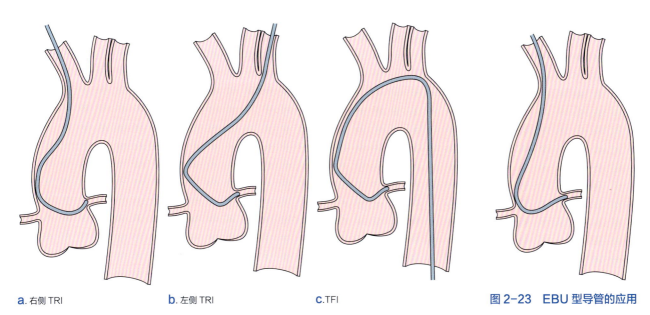

a. 右侧 TRI　　b. 左侧 TRI　　c. TFI

图 2-22　JL 导管的应用

图 2-23　EBU 型导管的应用

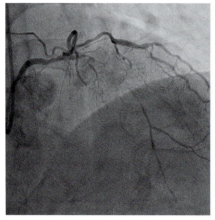

a. 左前降支中部的 CTO 病变

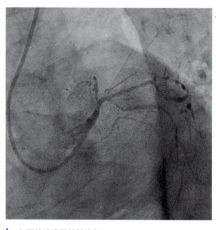

b. 左冠状动脉同轴性良好

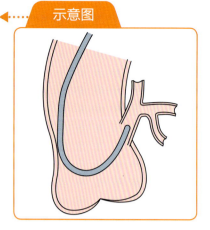

示意图

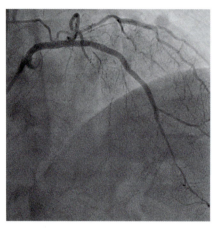

c. 支架植入后①

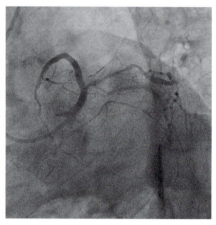

d. 支架植入后②

图 2-24　用 6Fr EBU 型导管治疗 LAD 开口病变和 LAD 中部慢性完全闭塞（chronic total occlusion，CTO）病变

可以看出，6Fr EBU 型导管与左冠状动脉同轴，并与对侧主动脉壁广泛接触，从而提供了足够的支撑力。

重　点！　**复杂病变的 TRI**

- 对于分叉病变，当前的主流是单支架策略，即仅将支架植入主支中，并根据需要可对分支进行球囊扩张。如果分支也需要植入支架时，可考虑植入两个支架的策略，例如采用 T 形支架术或 culotte 支架术，但这是一个复杂的双支架技术。因此，根据目前分叉病变治疗的策略，即多数情况下不需要同时植入两个支架，所以 TRI 可以应对大多数分叉病变。

- 由于锥形导丝的引入，大大改善了 CTO 病变前向技术（antegrade approach）的治疗效果。6Fr TRI 也可用于通过前向技术治疗的 CTO 病变。但是对于逆向技术（retrograde approach）或 IVUS 介导的更复杂的 CTO 病变，通常使用 7Fr 或 8Fr 指引导管进行 TFI。

右冠状动脉

- 右冠状动脉通常使用 JR 导管，而需要支撑力时可选用 AL 导管。但是，深插技术等不通过改变指引导管的形状来提高支撑力时，不选择 AL 导管。
- 如果将左冠状动脉的 JL 导管或 IL 导管用于右冠状动脉，则可以获得非常强的支撑力（图 2-25、图 2-26）。但是，需注意导管的头端不能深插。

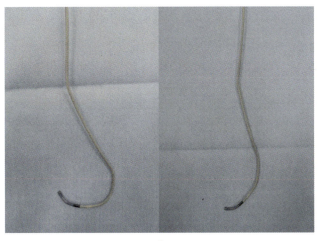

a. IL4.0 导管　　　　b. 送入导丝时指引导管的形状

图 2-25　JL/IL 导管用于右冠状动脉

将 JL/IL 导管送入右冠状动脉时，如将 0.035in（1in=2.54cm）导丝送入导管头端附近，可获得类似于 JR 导管的形状，并可以与 JR 导管相同的方式送入右冠状动脉。

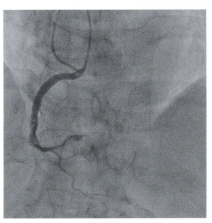 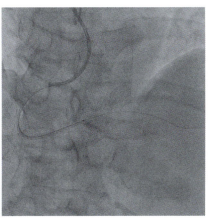 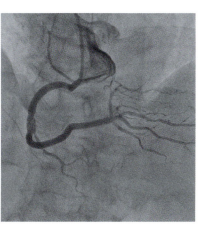

a. 冠状动脉第 3 段完全闭塞　　　　b. 把 IL4.0 导管送入 RCA　　　　c. 最终造影结果

图 2-26　右侧 TRI 使用 IL4.0（6Fr）导管进行 RCA 造影的急性 ST 段抬高型心肌梗死病例

RCA 远端病变。IL 导管强大的支撑力使 6Fr 抽吸导管易于送入病变部位。

一点儿建议

TRI 用于急性冠脉综合征

● 据报道，与 TFI 相比，TRI 用于急性 ST 段抬高型心肌梗死的治疗，其出血并发症和死亡率更低，住院时间更短，并且 TRI 在日本以外应用越来越多。 但是，由于穿刺有一定的难度，因此不适合休克和心肺复苏的患者。

深插技术

● 6Fr 指引导管的支撑力较弱，即使选择了最佳形状，与 7Fr 和 8Fr 导管相比，难以通过病变的可能性仍较大。 因此，有必要掌握各种器械难以通过时的处理方法（p.143-190）。本文仅介绍深插技术（图 2-27、图 2-28）。

● 深插技术是将指引导管深深地送入冠状动脉的方法，有望改善支撑力并易于无鞘技术的操作。出于安全原因，仅限于使用 6Fr 以下的导管，因此主要用于 TRI。

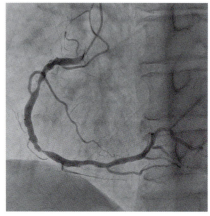 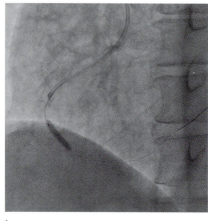 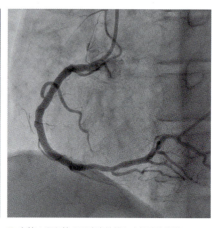

a. 右冠状动脉第 1 段 75%、第 2 段 90% 狭窄　　b. 边球囊扩张，边深插指引导管　　c. 在第 1 段和第 2 段病变处植入支架后的造影

图 2-27　使用深插技术的病例

对右冠状动脉两处病变均进行了球囊扩张，但无法将支架送入第 2 段的位置。对第 2 段病变边进行球囊扩张，边将指引导管经第 1 段病变送入深处，然后将支架送入第 2 段病变处。

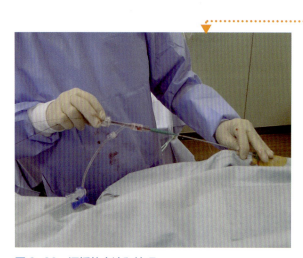

示意图

① 轻拉球囊

② 推送导管

图 2-28　深插的方法和技巧

深插时球囊锚定是基础。球囊在病变部位扩张，左手推送指引导管，右手稍有拉球囊推送杆的感觉。有时稍微顺时针方向旋转可能会顺利送入。

一点儿建议

● TRI 并发症的处理（图 2-29）

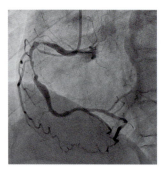 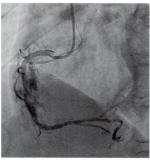 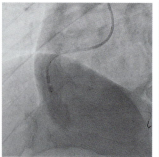 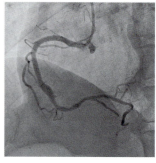

a. 对右冠状动脉第 1 段（90% 狭窄）用 6Fr TRI（JR4.0）进行 PCI　　b. 植入支架后观察到冠状动脉穿孔　　c. 锚定球囊止血，深插指引导管　　d. 植入覆膜支架并成功止血后的造影结果

图 2-29　冠状动脉穿孔的处理

新型覆膜支架 GRAFT MASTER（Abbott Vascular Japan）直径最大 4.0mm，可以使用 6Fr 导管。

slender PCI

- 目前，6Fr TRI 已经很普遍，所谓的 slender PCI 是指小口径指引导管 PCI，也可以说是 5Fr 和 4Fr PCI。掌握其特点和局限性并选择合适的适应证，则 5Fr 和 4Fr PCI 一点儿都不困难（图 2-30）。

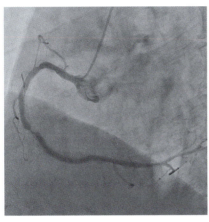 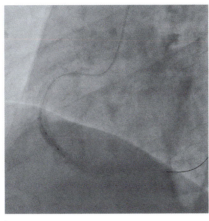 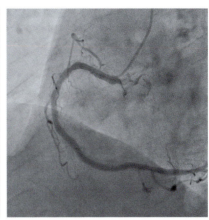

a. 对右冠状动脉第 2 段支架内再狭窄病变进行 4Fr TRI

b. 使用球囊锚定将 4Fr JL4.0 导管深插入病变处

c. 植入支架后的最终造影结果

图 2-30　4Fr PCI 的病例

药物洗脱支架后发生的再狭窄通常是局灶性的，而 4Fr PCI 更适合用于这种单纯植入支架即可以解决问题的病变。

> **重　点 !** 　　　　**无鞘指引导管**
>
> - 顾名思义，无鞘指引导管是一种不使用鞘就可直接从穿刺部位送入的导管（图 2-31）。当在无鞘的情况下送入 6Fr 指引导管时，穿刺部位基本上相当于 4Fr 鞘（称为虚拟 4Fr）。使用无鞘指引导管，即使 TRI 也可以使用高达 8Fr 的指引导管（虚拟 6Fr）。缺点是可操作性差和交换器械时复杂，因此未被广泛使用。

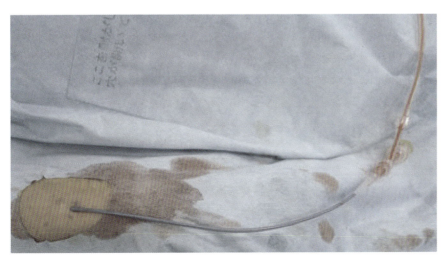

图 2-31　无鞘指引导管

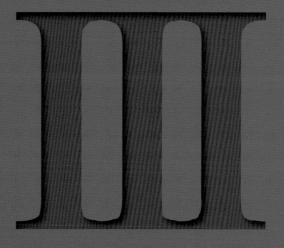

指引导管的选择

野崎洋一　日本札幌北光纪念医院循环内科

右冠状动脉

术者应了解右冠状动脉迂曲和钙化的程度，并选择合适的指引导管。本文将介绍如何根据右冠状动脉的起源和病变特点来选择指引导管的类型。

Point

> 首先掌握
> 以下要点

1 了解右冠状动脉的起源（是否由 Valsalva 窦发出）。

2 了解右冠状动脉迂曲和钙化的程度，并判断需要多少支撑力。

3 在许多情况下，Judkins Right（JR）导管可以用于开口正常起源和下方起源的右冠状动脉。

4 在横位心，因主动脉窦增宽或遇到 Shepherd's crook 型右冠状动脉，其支撑力往往不足。右冠状动脉开口起源于前壁时，不太适合使用 JR 导管，而通常适合使用 Amplatz Left（AL）导管。

5 AL 导管可增加支撑力，但难以控制指引导管头端的位置。

6 Judkins Left（JL）导管和 Ikari Curve Left（IL）导管可以像 JR 和 AL 导管一样方便使用。

指引导管的种类

- 通常多使用 JR 导管（图 3-1a）。
- 支撑力不足时常使用 AL 导管（图 3-1b），但很难控制导管头端的位置，尤其是在右冠状动脉近端有病变的情况下，有损伤病变的风险。
- 短头导管虽然难以送入很深的部位，但易于操作。
- JL 导管中（图 3-1c），用导丝拉直第二个弯曲部位，使其形状类似 JR 导管，可用于右冠状动脉造影。通过深插使其变成长头导管，并接触到对侧的主动脉壁以提供强大的支撑力。拉直导管，可以使其看起来像 JR 导管。如果有合适的病例，可以尝试使用。
- Ikari Curve Right（IR）导管用于右桡动脉路径（图 3-1d）。它可像 MultiPurpose（MP）导管（图 3-1e）一样作为长头导管使用。它比 JR 导管有更强的支撑力，但有时短头导管难以接触到对侧的主动脉壁，不能获得良好的支撑力。

注意事项

有时为了获得强大的支撑力而过度推送 AL 导管，可能会碰上右 Valsalva 窦并引起主动脉瓣反流，导致心肌缺血。

- 另外，长头 IR 导管有时难以用于右冠状动脉。还有一个用于股动脉造影的类似 Ikari Femoral Left（IFL）形状的导管。
- IL 导管可用于右桡动脉路径（**图 3-1f**）。它具有与 JL 导管相同的效果，并且当深插导管时，它比 JL 导管可以更好地接触到对侧的主动脉壁，从而更易于获得良好的支撑力。
- 最近，越来越多的术者将 IL 导管作为经右桡动脉路径右冠状动脉造影中的首选导管。

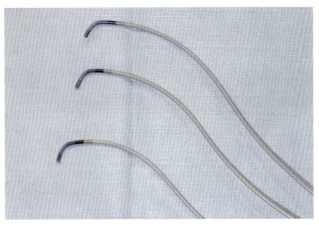

a. JR 导管

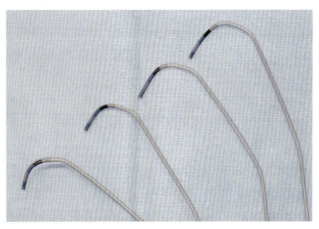

b. AL 导管

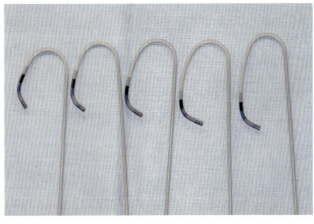

c. JL 导管

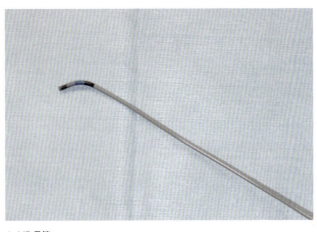

d. IR 导管

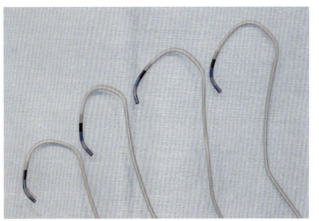

e. MP 导管
MP 导管可广泛用于右冠状动脉正常起源、低位起源和高位起源。

f. IL 导管

图 3-1　指引导管的种类

JR 导管的应用

- 图 3-2 显示了如何使用 JR 导管。图 3-2a 中指引导管在左前斜位位于主动脉壁的右侧送入右冠状动脉。
- 图 3-2b 显示指引导管在左前斜位位于主动脉壁的右侧，是理想的推送位置。
- 图 3-2c 是另一病例的图像。与图 3-2a、b 相比，指引导管对主动脉壁呈直立位，因此是很难获得支撑力的位置。横位心时主动脉越是横位越容易出现图 3-2c 所示的情况，很难获得支撑力。

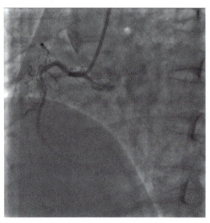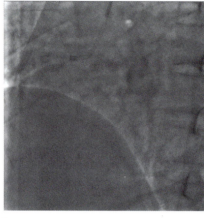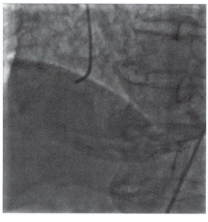

a. 送入 JR 导管　　　　　　　b. 指引导管的理想位置　　　　　c. 难以获得支撑力的位置

图 3-2　JR 导管的应用

JR 导管的操作方法

- 首先，在左前斜位（LAO）取约 50° 的角度，将 JR 导管送入右 Valsalva 窦，并接触到主动脉瓣（图 3-3 ①）。
- 边缓慢提拉导管边顺时针方向旋转导管（图 3-3 ②）。
- 继续边缓慢提拉导管边顺时针方向旋转导管并将其固定在右冠状动脉开口的位置（图 3-3 ③）。

① 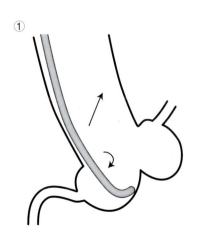　　② 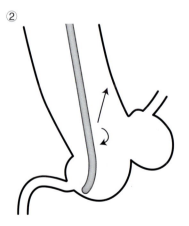　　③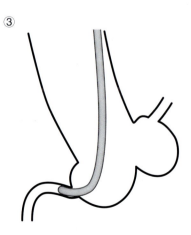

图 3-3　JR 导管的操作方法

- 在图 3-3 ①环节，导管指向主动脉壁沿左侧走行，稍微提拉旋转使其指向右侧。比起关注导管头端的移动距离，注意手部操作细节更重要。
- 当导管接近右冠状动脉开口时，不过度顺时针方向旋转，稍微逆时针方向转一下，导管就可以送入右冠状动脉。

AL 导管的应用

- 图 3-4 显示该病例右冠状动脉开口向上，并且钙化程度严重，因此必须选择有足够支撑力的 AL 导管。
- 右冠状动脉第 1 段肩部有中度狭窄的病变，因此使用了短头 AL 导管（图 3-4b)。

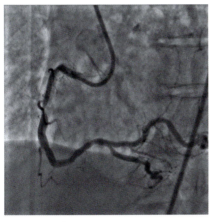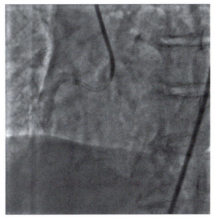

a. 右冠状动脉开口向上、钙化严重的病例　　b. 可见第 1 段肩部有中度狭窄

图 3-4　AL 导管的应用

AL 导管对开口起源于前壁的应用

- 对于开口偏前的病例，JR 导管很难提供支撑力，因此常使用 AL 导管（图 3-5a)。
- 在右前斜位，因为右冠状动脉起源于前壁，指引导管很难获得同轴性（图 3-5b)。

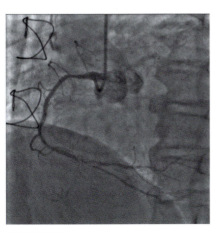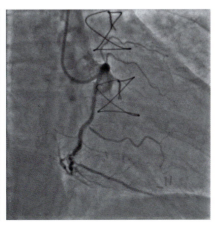

a. 起源于前壁　　b. 右前斜位

图 3-5　开口起源于前壁使用 AL 导管的病例

右冠状动脉 IL 导管的应用

- 图 3-6 所示的是轻微肩部迂曲的病例。选择了 IL 导管（图 3-6a ~ d）。
- 送入支架需要很强的支撑力，因此将导管接触到主动脉壁上并进行同轴，以提高支撑力（图 3-6e）。
- 如果以冠状动脉内导丝为支撑拉动 IL 导管，其形状会变成类似于 JR 导管（图 3-6f）。

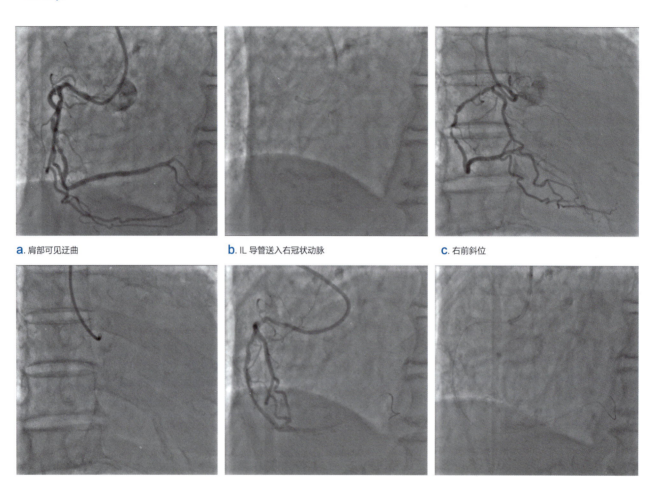

a. 肩部可见迂曲

b. IL 导管送入右冠状动脉

c. 右前斜位

d. 右前斜位 IL 导管的形状

e. 提高支撑力

f. 像 JR 导管的形状

图 3-6 右冠状动脉使用 IL 导管的病例

使用 JL 导管或 IL 导管右冠状动脉造影的操作方法

- JL 导管或 IL 导管通过 0.035in 的导丝尾部将其送入，并拉直第二个弯曲以使其看起来像 JR 导管。与 JR 导管操作方法相同，按照图 3-7 ① ~ ④所示的步骤将导管的头端置于右冠状动脉开口处。

> **一点儿建议**
>
> - 当导管头端到达右冠状动脉的开口时，边拉动 0.035in 导丝的尾部边推送导管，以便利用 JL 导管或 IL 导管原来的第二个弯曲，将其稳定地固定在右冠状动脉的开口上（图 3-7 ④）。

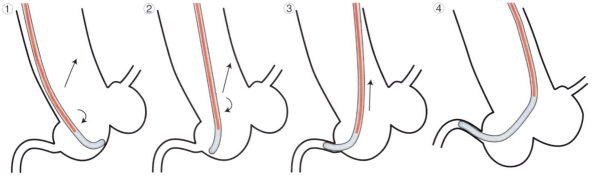

图 3-7 JL 导管或 IL 导管右冠状动脉造影的操作方法
红色部分为 0.035in 导丝的尾部

IFL 导管用于右冠状动脉的病例

- 当右冠状动脉呈 Shepherd's crook 型、严重钙化和迂曲时，可从股动脉路径使用 IFL 导管（**图 3-8a**）。
- IFL 导管支撑力好，容易送入冠状动脉（**图 3-8b**）。
- 从尾部送入一根 0.035in 的导丝，将 IFL 导管像 JR 导管一样处理，并引导至右冠状动脉开口（**图 3-8c**）。
- 边轻拉 0.035in 导丝边推送导管，沿 Shepherd's crook 型右冠状动脉形状深插指引导管。用冠状动脉导丝作为支撑，与 AL 导管不同，IFL 导管头端位置更易操作（**图 3-8d**）。

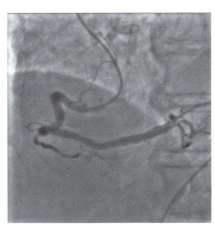

a. 可见右冠状动脉呈 Shepherd's crook 型，且钙化和迂曲严重

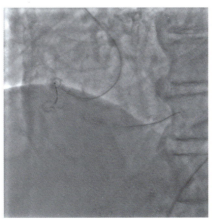

b. 送入导管

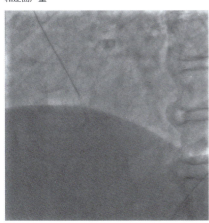

c. IFL 导管送入右冠状动脉

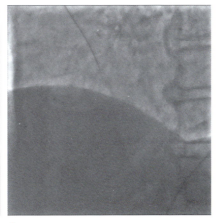

d. 深插指引导管

图 3-8 使用 IFL 导管进行右冠状动脉造影的病例

右冠状动脉起源于左 Valsalva 窦的病例

- 该病例使用了 IL 导管，但同轴性差，支撑力弱（图 3-9a）。
- 因此，向冠状动脉内送入导丝和导管，使其与 IL 导管同轴（图 3-9b）。此时，也可以考虑使用 JL 导管。
- 图 3-9c、d 显示了治疗后的左前斜位影像和右前斜位影像。

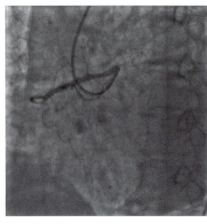

a. 使用 IL 导管

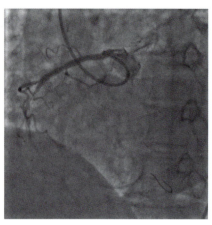

b. 冠状动脉内导丝和导管与 IL 导管同轴

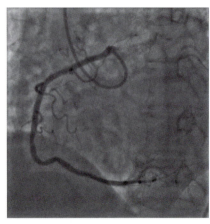

c. 治疗后的左前斜位影像

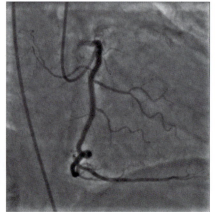

d. 治疗后的右前斜位影像

图 3-9　右冠状动脉起源于左 Valsalva 窦的病例

右冠状动脉的起源

- 图 3-10a 所示的为正常起源的病例，可以使用 JR 导管。
- 图 3-10b 所示的病例，由于略微横位心，左前斜位主动脉横位，如使用 JR 导管则难以获取支撑力。
- 图 3-10c 所示的为高位前壁起源的病例，JR 导管不适用，因此需要使用 AL 导管和 MP 导管。
- 图 3-10d 所示的为右冠状动脉起源于左 Valsalva 窦的病例，操作指引导管是困难的。

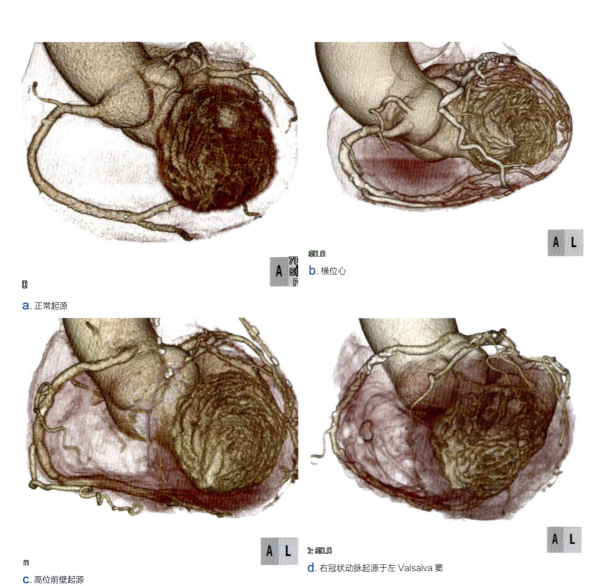

a. 正常起源

b. 横位心

c. 高位前壁起源

d. 右冠状动脉起源于左 Valsalva 窦

图 3-10　右冠状动脉的起源

左冠状动脉

指引导管的选择是初学者进行 PCI 时遇到的第一个问题。为每个病例和每个病变选择哪种导管更好？这个问题的解答需要有很多经验因素，而且还包括术者的意愿，因此要有一个明确的指导原则。笔者将设定各种情况，从临床实际的角度介绍选择左冠状动脉指引导管的要点。本文所介绍的内容可能不适用于所有的患者，但可作为选择之一。

Point

> 首先掌握
> 以下要点

1 左冠状动脉造影多选择 Judkins 导管（图 3-11、图 3-12），也可用支撑型导管（图 3-13、图 3-14，表 3-1）、Amplatz 导管（图 3-15）和 Ikari Curve Left（IL）导管（图 3-16）等多种类型。

2 Judkins 导管也有短头型的（图 3-17），能够保持更好的同轴性。

▌ 桡动脉路径

- 目前广泛使用的经桡动脉介入治疗（TRI），通常比股动脉路径的介入治疗需要更好的支撑力，并且由于导管的口径小至 6 Fr 或以下。因此，需要支撑力更好的指引导管。
- 与 Judkins 导管相比，支撑型导管更稳定，并且更易于通过病变（图 3-18）。
- 根据制造商不同，支撑型导管名称也不同（表 3-1），但基本上具有相似的弯曲（图 3-13）。另外，IL 导管具有特别适合于桡动脉路径的形状，并且可以提供足够的支撑力（图 3-16）。

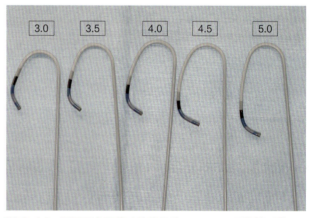

图 3-11　适用于左冠状动脉的各种 Judkins 导管的形状
从左开始依次为 3.0、3.5、4.0、4.5、5.0 的导管。

正常主动脉	短或窄的主动脉弓	增宽的主动脉弓

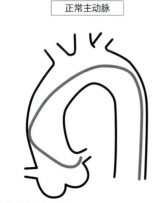

a. 选择 JL4.0 导管

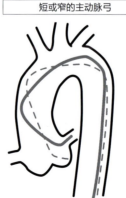

b. 选择 JL3.5 导管

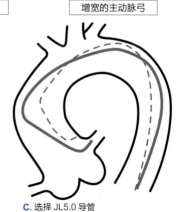

c. 选择 JL5.0 导管

图 3-12　主动脉弓的大小及左冠状动脉 Judkins 导管的选择
－－－为 Judkins Left（JL）4.0 导管。

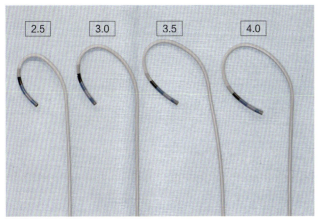

图 3-13 左冠状动脉支撑型导管的形状

从左开始依次为 2.5、3.0、3.5、4.0 等不同形状的导管。支撑型导管使用的"数字"通常比 Judkins 导管小 0.5。

表 3-1 支撑型导管的名称和制造商

简称	名称	制造商
BL	Back Up Left	Terumo公司
EBU	Extra Back Up	Medtronic公司
VL	Voda Left	Boston Scientific公司
SS	Special Support	Goodman公司

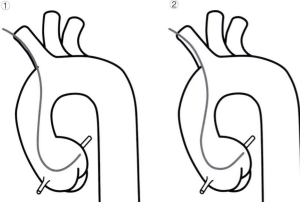
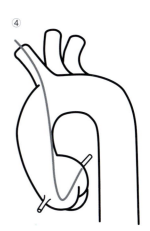

图 3-14 经桡动脉路径左冠状动脉支撑型导管的送入方法

① 首先，使用 0.035in 导丝将导管送入左冠状窦内。
② 缓慢逆时针方向旋转。
③ 导管的头端逐渐接近左冠状动脉的开口。
④ 边逆时针方向旋转边轻轻推送导管以进入左冠状动脉内。

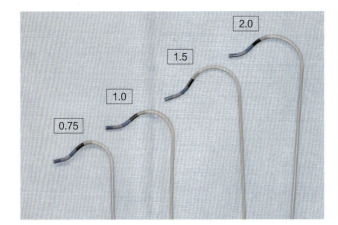

图 3-15 Amplatz Left（AL）导管的形状

从左侧开始依次为 0.75、1.0、1.5、2.0 的导管，也有短头型导管，大多数 AL 导管通常用于右冠状动脉。

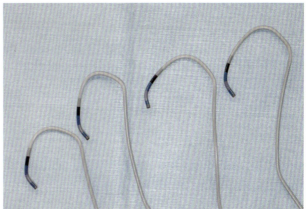

图 3-16 IL 导管的形状

日本东海大学医学部心血管科 Yuji Ikari 教授专门从事桡动脉路径的研究，此为其所设计和创建的模型，也可以用于右冠状动脉。

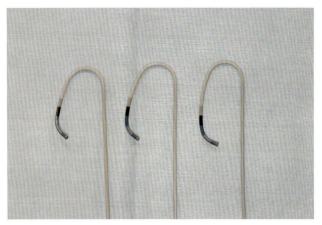

图 3-17　Judkins 短头型导管

根据制造商不同，命名也不同，例如 SL 导管和 JL-ST 导管。通过缩短第一弯曲，保持与冠状动脉的同轴性。

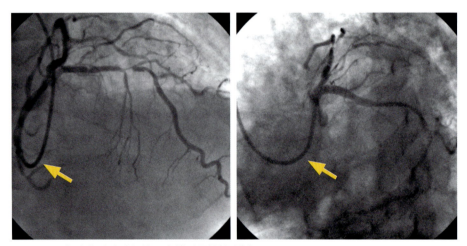

图 3-18　经右桡动脉路径使用支撑型导管的病例

经右桡动脉路径，送入支撑型指引导管，并进行治疗前的冠状动脉造影。

高龄女性

- 在某些情况下，对高龄女性使用支撑型的小弯曲导管（如 EBU3.0）或者小弯曲短头的 Judkins 导管（如 SL3.5 或 JL3.5 ST）更好。

> **注意事项**
>
> 需要注意的是，对于身材矮小的高龄女性，通常送入指引导管有一定的难度。

左回旋支近端迂曲钙化病变

- 这种类型的病变支架最难通过，需要较强的支撑力，即使简单的病变有时也会发生意外的操作困难，因此需要用有较强支撑力的导管。

左前降支分叉部病变

● 左前降支分叉部病变有时不一定需要有很强支撑力的导管，但可选择分叉部的球囊对吻技术（kissing balloon technique，KBT），选择大腔的指引导管。

左主干病变

● 有时 LAD 和 LCX 的分叉部病变也需要球囊对吻技术，并且需要大腔的指引导管。此外，为防止指引导管嵌入冠状动脉，可以选择带有侧孔的导管，以便更安全地操作。

慢性完全闭塞病变

● 慢性完全闭塞病变是复杂的病变，需要更先进的技术，并且需要具有足够支撑力和大腔的指引导管。建议选择股动脉路径，使用 7Fr 以上的导管。

一点儿建议

● 由于许多情况下指引导管的选择会有不同，因此初学者首先应自己考虑："哪种导管适合该患者？哪种导管适合该病变？"然后再和上级医生进行讨论并做出最终的选择。

IV

指引导丝的结构和选择
及塑形技巧

小川崇之　日本东京慈惠会医科大学循环内科

指引导丝的结构和选择及塑形技巧

对于 PCI 手术，指引导丝的选择是非常重要的。本文拟介绍指引导丝的分类以及如何针对不同病变的特点选择适宜的导丝、塑形方法等。

Point

> 首先掌握
> 以下要点

1 Frontline 指引导丝选择头端柔软、可操作性强的缠绕型导丝。

2 可塑性强的超滑导丝，适合于严重迂曲、钙化的病变。

3 具有亲水涂层的指引导丝有导致冠状动脉远端穿孔的风险。

4 器械送入困难时，需要强支撑力的导丝。

5 指引导丝的塑形有两种方法，要考虑血管直径、分叉角度等因素进行塑形。

指引导丝的分类

- 指引导丝的分类方法有很多，根据结构不同可分为弹簧圈护套导丝（缠绕型）和聚合物护套导丝。
- 缠绕型导丝在结构上分为单芯设计和双芯设计两种类型。前者不锈钢核芯直达导丝头端（Asahi Intecc 公司的系列导丝），后者由镍钛合金和不锈钢组成，如 Runthrough ® NS (Terumo 公司)、HI-TORQUE BALANCE MIDDLEWEIGHT (Abbott Basculer Japan)。另外，导丝头端有涂层，可分为疏水涂层、亲水涂层和无涂层三种。
- 聚合物护套导丝由塑料聚合物护套覆盖，并在头端有亲水涂层（图 4-1～图 4-3 显示了常用指引导丝的结构）。

缠绕型导丝

- Frontline 导丝选择头端柔软、触觉反馈良好、可操作性强的导丝。
- 笔者偏爱使用的主要有 HI-TORQUE BALANCE MIDDLEWEIGHT UNIVERSAL Ⅱ （Abbott Basculer Japan）、ASAHI SION blue (Asahi Intecc 公司) 等。

聚合物护套导丝

● 亲水涂层聚合物护套导丝具有超滑、通过性良好等特点，适宜用于严重迂曲和钙化病变，如 Fielder（Asahi Intecc 公司）、ASAHI SION black（Asahi Intecc 公司）和 HI-TORQUE WHISPER® LS/MS（Abbott Basculer Japan）等。

支撑型指引导丝

● 严重迂曲或钙化病变会导致支架植入困难，器械推送困难时，为了助力器械的送入，需要使用支撑力强的支撑型导丝（Grand Slam，Asahi Intecc 公司）。

● 根据笔者的经验，在行复杂病变 PCI 时，使用 Grand Slam 双导丝技术比较有效。但是，由于与血管壁的摩擦力增加，尽管支撑力提高，扭矩传导能力却降低，可操控性欠佳。因此，当存在严重钙化病变、迂曲病变、经皮经典的冠状动脉球囊成形术（percutaneous old balloon angioplasty，POBA）后出现的夹层时，可使用双腔微导管 Crusade®（Kaneka Medics 公司）等多功能导管比较适合。

> **注意事项**
>
> 使用支撑力强的导丝通过迂曲病变时，有拉直血管的作用，可产生"手风琴"现象（accordion phenomenon），更易导致缺血。

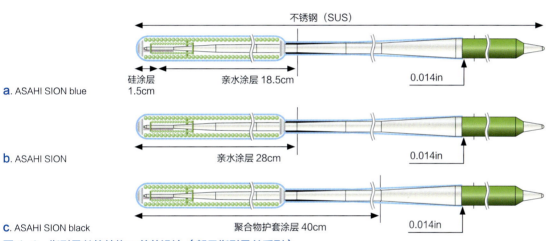

a. ASAHI SION blue
硅涂层 1.5cm
亲水涂层 18.5cm
0.014in

b. ASAHI SION
亲水涂层 28cm
0.014in

c. ASAHI SION black
聚合物护套涂层 40cm
0.014in

不锈钢（SUS）

图4-1　指引导丝的结构：单芯设计（朝日指引导丝系列）

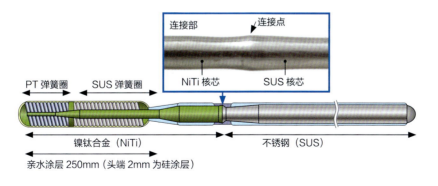

连接部　连接点
NiTi 核芯　SUS 核芯

PT 弹簧圈　SUS 弹簧圈
镍钛合金（NiTi）　不锈钢（SUS）
亲水涂层 250mm（头端 2mm 为硅涂层）

a. Runthrough® NS Floppy

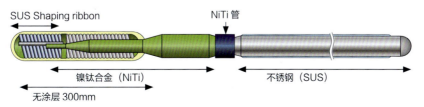

SUS Shaping ribbon　NiTi 管
镍钛合金（NiTi）　不锈钢（SUS）
无涂层 300mm

b. HI-TORQUE BALANCE MIDDLEWEIGHT UNIVERSAL II

图4-2　指引导丝的结构：双芯设计

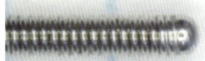

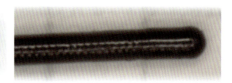

a. 亲水涂层　　　　　　　　　　　　　**b.** 硅涂层　　　　　　　　　　　　　**c.** 聚合物护套涂层

图 4-3　缠绕型导丝和聚合物护套涂层导丝的头端比较

各种指引导丝头端负荷及支撑力

● 图 4-4 显示了以 Frontline 指引导丝为主的各种导丝的头端负荷和支撑力。

头端负荷（gf，1gf ≈ 0.0098N）

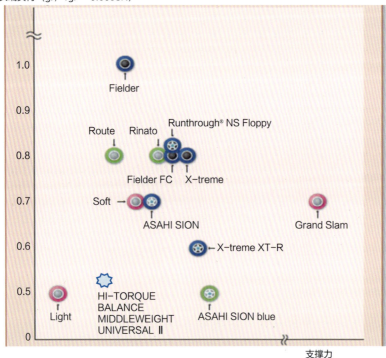

图 4-4　Frontline 指引导丝的头端负荷和支撑力的分布

● 根据头端负荷的强度分为柔软型、中间型和较硬型。

● 柔软型的头端负荷为 1g 以下，中间型为 2~3g，较硬型为 3~12g，较硬导丝主要用于慢性完全闭塞（chronic total occlusion，CTO）病变。扭矩传导性能好的为 Miracle 系列（Asahi Intecc 公司）、HITORQUE PROGRESS® 系列（Abbott Basculer Japan）和具有锥形头端设计且穿透力强的 Conquest 系列（Asahi Intecc 公司）等。

● 多数 CTO 病变开口较硬，故常使用头端负荷较大的硬导丝，但有些 CTO 病变具有微通道，也可以首选头端负荷较小的锥形导丝，如 X-treme 系列（Asahi Intecc 公司）。在这种情况下，即使是 CTO 病变导丝也很容易通过的病例不少。

- 另外，最近使用扭矩传导性能良好的 ASAHI Gaia（Asahi Intecc 公司）导丝越来越多，其操作方法与传统的操作方法不同。
- 带有亲水涂层的导丝（特别是塑料护套导丝），容易送入冠状动脉远端，因此也有发生冠状动脉穿孔的风险。

一点儿建议

- 除了严重迂曲和钙化病变，笔者很少使用带有亲水涂层（特别是塑料护套）的导丝作为 Frontline 导丝。另外，在使用时要注意头端的位置，原则上成功通过病变后要更换为缠绕型导丝。

塑形方法

- 指引导丝的塑形有两种方法：一是利用注射针头或塑形器械（图 4-5）的侧面对导丝头端进行塑弯；二是利用进针器使导丝从其头端穿出并进行塑弯（图 4-6、图 4-7）。
- 通过进针器可以塑更小的弯，并且可以通过调节与头端的距离进行塑形。

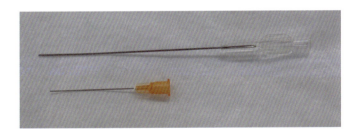

图 4-5　塑形器械
上部：进针器。
下部：塑形针。

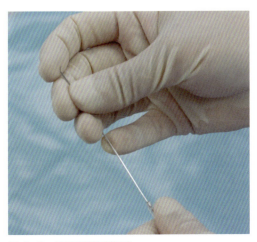

图 4-6　利用进针器塑形

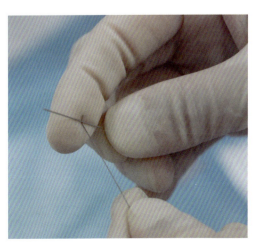

图 4-7　利用塑形针塑形

- 导丝到达病变部位时，有时血管直径会发生很大的变化，血管的走行也会受到分叉角度和迂曲的影响，故导丝塑形时需综合考虑上述情况（图 4-8～图 4-10）。
- 右冠状动脉第 4 段有分支，而左冠状动脉有粗大的主干和由其分出的前降支和回旋支，以及由前降支和回旋支分出的中间支、对角支、钝缘支和后侧支，因此应根据冠状动脉血管的形态考虑导丝塑弯的大小和角度。
- 在左主干若塑形角度过小，有时则无法进入前降支或回旋支。
- 根据血管弯曲的程度和直径大小，可进行多段塑形或在头端 1～2mm 处塑较大的弯，这样更容易进入分支血管，但考虑到血管直径也可以塑 2 个弯（图 4-11、图 4-12）。

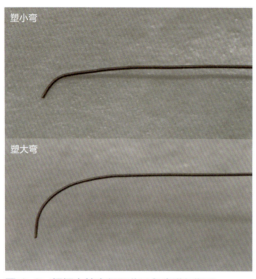

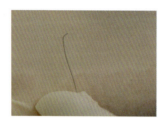

图 4-9　塑小弯

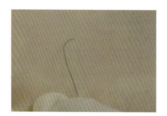

图 4-10　塑大弯

图 4-8　根据血管直径和分叉角度进行塑形

如血管直径大，而塑形角度过小，则难以操作。

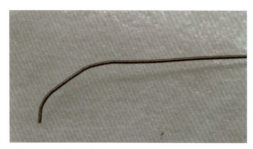

图 4-11　塑 2 个弯

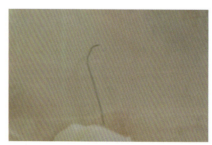

图 4-12　塑 2 个弯

注意事项

塑 2 个弯时需注意扭矩传导力可能会降低。

- 作为 Frontline 指引导丝，首选具有良好形状记忆的导丝，而 HITORQUE BALANCE MIDDLEWEIGHT UNIVERSAL Ⅱ 头端采用 Shaping ribbon 设计，使得塑形更容易、头端更柔软和安全性更高。
- 另外，与其他导丝相比，具有锥形头端的 X-treme 系列导丝，可以做成更小的弯（图 4-13）。有的导丝在制作过程中已经进行了塑形，如 ASAHI SION black、ASAHI Gaia（图 4-14）等。

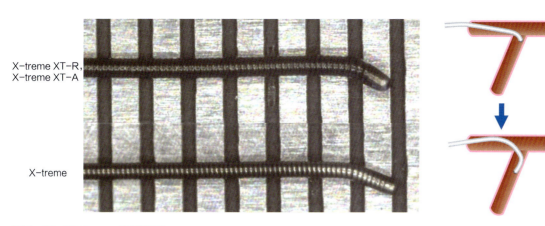

X-treme XT-R,
X-treme XT-A

X-treme

图 4-13　X-treme 头端塑形

在某些情况下，头端做成更小的弯，可以更有效地进行操作。
此外，X-treme XT-R 和 X-treme XT-A 与 X-treme 相比，头端可以做出更小的弯。

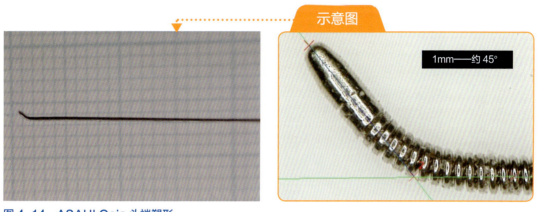

示意图

1mm——约 45°

图 4-14　ASAHI Gaia 头端塑形

总结

● PCI 时，指引导丝通过靶病变是非常重要的，若不能进入靶血管或不能通过病变，
则无法进行后续治疗。目前多数指引导丝都具有各自不同的特点，以方便术者的选
择。因此要充分了解不同指引导丝的特点，根据病变情况选择适宜的导丝，使复杂
病变 PCI 更加安全、准确、成功地进行。

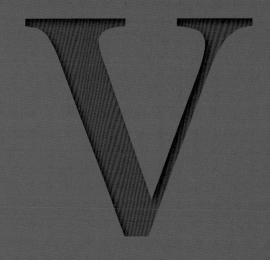

V

**球囊导管的结构及针对
病变特点的选择方法**

横山 健　日本顺天堂大学医学部附属浦安医院循环内科

球囊导管的结构及针对病变特点的选择方法

球囊导管技术是 PCI 的基础。本文拟介绍各种球囊的特点以及针对病变特点的选择方法。

Point

首先掌握以下要点

1 尽管已经进入支架时代，但球囊导管技术仍是 PCI 的基础。

2 根据球囊推送杆和球囊的特点，球囊导管可分为多种类型。

3 根据病变特点选择适宜的球囊导管，可以提高成功率并减少并发症。

球囊的结构和种类

over-the-wire（OTW）球囊

- 球囊推送杆可指引导丝通过腔和球囊腔，可以进行导丝交换。
- 目前由于开发出了导丝的可操作性和跟踪性更好的细口径微导管，故其使用率有所下降（图 5-1a）。

快速交换球囊（单轨球囊）

- 是目前使用最多的球囊导管。
- 导丝腔距头端仅有 20～30cm，虽然不能交换导丝，但可交换球囊。
- 病变的通过性良好（图 5-1b）。

双导丝球囊

- 镍钛化合物导丝（固有导丝）随球囊扩张可切割病变。
- 扩张时球囊稳定、无移动。预扩张时，可切割纤维斑块和钙化斑块，使支架扩张良好（图 5-2）。

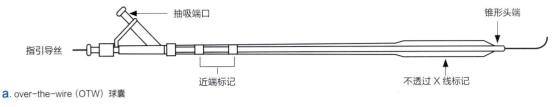

指引导丝

抽吸端口

锥形头端

近端标记

不透过 X 线标记

a. over-the-wire（OTW）球囊

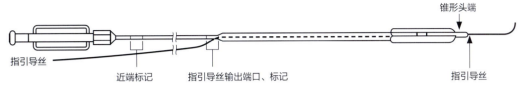

指引导丝

近端标记

指引导丝输出端口、标记

锥形头端

指引导丝

b. 快速交换球囊（单轨球囊）

图 5-1　各种球囊的结构

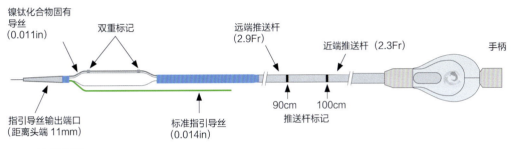

镍钛化合物固有导丝
（0.011in）

双重标记

远端推送杆
（2.9Fr）

近端推送杆（2.3Fr）

手柄

指引导丝输出端口
（距离头端 11mm）

标准指引导丝
（0.014in）

90cm　100cm
推送杆标记

a. 双导丝球囊的结构

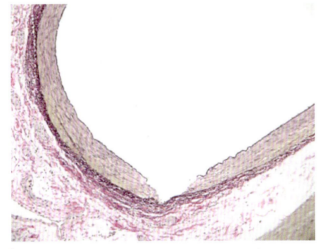

b. 镍钛化合物导丝对斑块的切割（OrbusNeich Medical 公司提供）

图 5-2　双导丝球囊（ScoreFlex™，OrbusNeich Medical 公司）

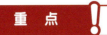
重　点

● 快速交换球囊是目前使用最多的球囊导管。

球囊的通过性、耐压性和种类

- 以前，多使用通过性良好、采用聚乙烯材料制成的顺应性球囊（随扩张压力的增加其直径明显增加）和耐压性好但材质较厚、较硬、病变通过性差的聚四氟乙烯材料制成的非顺应性球囊。
- 目前，多使用其顺应性介于二者之间以聚氨酯材料制成的半顺应性球囊。半顺应性球囊分为在最大扩张压力下可扩张至标准直径 10% 的顺应性球囊和能耐受 20atm（1atm ≈ 1.01×10⁵Pa) 或以上的非顺应性球囊两种。
- 图 5-3 为 Boston Scientific 公司制造的 2.5mm 的顺应性球囊（APEX™）和非顺应性球囊（NC Quantum Apex™）的顺应性比较分析图。
- APEXT™ 的命名压（nominal pressure）为 6atm，而 NC Quantum APEX™ 为 12atm。另外，达到额定爆破压（rated burst pressure，RBP）后球囊扩张控制在 0.25mm 以内。

> **重 点 ！**
>
> - PCI 所需的球囊特点是具有良好的病变通过性和耐压性。

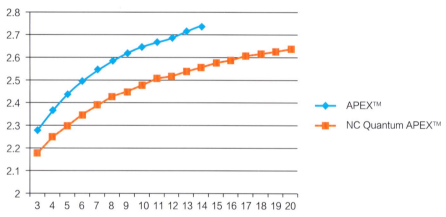

图 5-3　2.5mm 的顺应性球囊（APEX™）和非顺应性球囊（NC Quantum Apex™）的比较

（Boston Scientific 公司提供）

根据病变特点选择球囊

半顺应性球囊（顺应性球囊）

- 此类球囊最大的特点是病变通过性良好。
- 球囊推送杆的近端越硬，传递到球囊头端使其顺利到达病变的推送性就越好，目前普遍使用的不锈钢 hypotube 设计的推送杆具有良好的推送性。
- 为了使头端能够顺利地通过病变弯曲部位，通过改良可将头端变细、缩短、缩小球囊外径，并使用亲水聚合物涂层，使其更顺滑，从而获得良好的跟踪性。
- 基于上述特点，此球囊是治疗慢性完全闭塞（chronic total occlusion，CTO）病变、严重迂曲和狭窄病变的首选（图 5-4）。

● 由于其外形小巧，即便是使用小直径的指引导管，也可以实现球囊对吻。

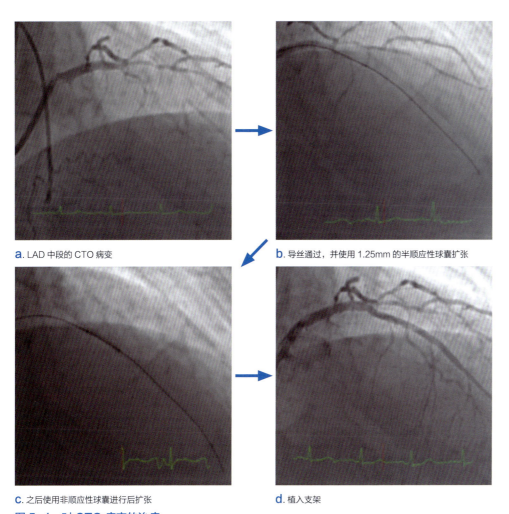

a. LAD 中段的 CTO 病变

b. 导丝通过，并使用 1.25mm 的半顺应性球囊扩张

c. 之后使用非顺应性球囊进行后扩张

d. 植入支架

图 5-4　对 CTO 病变的治疗

非顺应性球囊

● 非顺应性球囊耐压性好，可使用较强的压力进行扩张。

● 对于钙化等较硬的病变，球囊压力分散到病变相对较轻的两端，可导致球囊过度扩张，呈"狗骨头（dog bone）"现象（图 5-5），或导致球囊边缘夹层。

● 支架扩张不充分会增加支架内血栓和再狭窄的风险，此种情况首选可以耐高压扩张的非顺应性球囊（图 5-6）。

● 与顺应性球囊相比，非顺应性球囊材质更厚，同时改良了球囊形状、长度和轮廓等，并且比以前的非顺应球囊通过性更好。

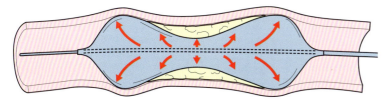

图 5-5　"狗骨头（dog bone）"现象

由于病变较硬，球囊扩张压力分散到球囊两端。

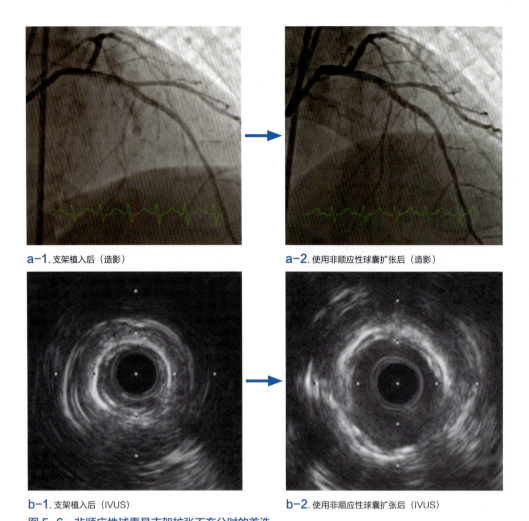

a-1. 支架植入后（造影）　　　　　　　　　　**a-2**. 使用非顺应性球囊扩张后（造影）

b-1. 支架植入后（IVUS）　　　　　　　　　　**b-2**. 使用非顺应性球囊扩张后（IVUS）

图 5-6　非顺应性球囊是支架扩张不充分时的首选

因支架植入后通过 IVUS（b-1）发现扩张不充分，故使用非顺应性球囊以 24atm 进行后扩张，支架获得良好的扩张（b-2）。

双导丝球囊

● 球囊表面的固有导丝，通过切开病变部位，在球囊充分扩张前，可用低压力切割斑块组织。

● 对于严重的钙化病变，即使使用非顺应性球囊也难以获得良好的扩张，此时使用双导丝球囊切开钙化斑块后，支架植入时可以获得良好的扩张（图 5-7）。

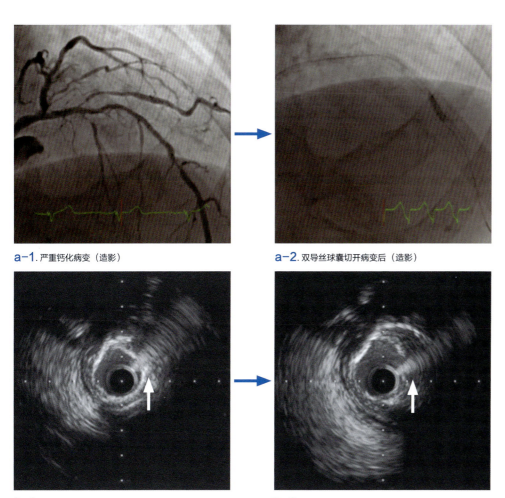

a-1. 严重钙化病变（造影）　　a-2. 双导丝球囊切开病变后（造影）

b-1. 严重钙化病变（IVUS）　　b-2. 双导丝球囊切开病变后（IVUS）

图 5-7　双导丝球囊切开严重的钙化病变

LAD 远端可见严重钙化病变。病变为 360°（b-1）的环状钙化，经 2.5mm 的 ScoreFlex™ 扩张后，钙化环在 2—3 点钟方向被切开（白色箭头）（b-2），其后支架获得良好的扩张。

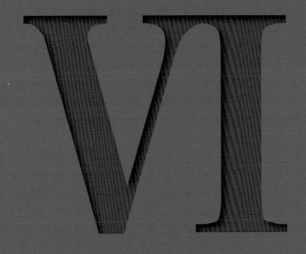

支架的结构和种类

田邊健吾　日本三井纪念医院循环内科

支架的结构和种类

支架植入是 PCI 中不可缺少的技术手段。目前，使用较多的第二代药物洗脱支架（DES）弥补了第一代 DES 容易发生支架内再狭窄和迟发性血栓的缺点。本文拟介绍第二代 DES 的结构特点。

Point

首先掌握
以下要点

1 掌握目前正在使用的第二代 DES 的特点和局限性。

2 目前 XIENCE PRIME®/ XIENCE Xpedition®（Abbott Vascular Japan）具有最佳的临床研究结果，与后续研发的 DES 比较，证明其疗效具有非劣效性，并期待今后进一步的研究数据。

支架的发展历史和未来的研究方向

- 支架是现代 PCI 中不可或缺的器械。在仅有球囊治疗的时代，冠状动脉急性闭塞的发生率为 5%～10%，经常发生心肌梗死或进行紧急搭桥手术，这是当时的主要问题。

- 即使急性期给予了充分的球囊扩张，但治疗后 6 个月内再狭窄的发生率仍为 30%～50%，这成为慢性期的主要问题。

- 基于这样的时代背景，1986 年推出了金属裸支架（bare metal stent，BMS）。在 1993 年至 1994 年进行的 STRESS 和 BENESTENT 试验中，证实了使用支架不仅显著提高了急性期手术的成功率，且与球囊相比还可以降低再狭窄的发生率。

- 至此，介入治疗进入了支架时代。此后，尽管改进了支架的设计和输送性能，但并没有再进一步降低再狭窄的发生率。

- 于是，第一代药物洗脱支架（drug eluting stent，DES）雷帕霉素洗脱支架（sirolimus eluting stent，SES）CYPHER®（Johnson & Johnson 公司）和紫杉醇洗脱支架（paclitaxel eluting stent，PES）TAXUS®（Boston Scientific 公司）上市了。

- 与 BMS 相比，这些第一代的 DES 在大规模的临床试验中已经被证实可以显著降低支架内再狭窄的发生率，但很快又出现了新的问题。

- 问题是支架植入 1 年后发生的迟发性血栓形成（very late stent thrombosis，VLST）。这种现象的产生原因，被认为可能与搭载的药物导致内皮细胞再生延迟、支架梁处于裸露状态以及支架上涂层的聚合物发生异物反应有关。

- 目前 PCI 中多使用第二代 DES，它是基于弥补上述缺点而研发的。表 6-1 所示的为目前常用的第二代 DES。

表 6-1　目前使用的 DES 一览表

商品名	XIENCE PRIME®/Xpediton®	PROMUS Element™ Plus	Nobori®	Resolute Integrity™
制造公司	Abbott Basculer Japan	Boston Scientific	Terumo	Metoronic
药物	依维莫司	依维莫司	Biolimus-A9	佐他莫司
聚合物	含氟聚合物	含氟聚合物	PLA	BioLinx
聚合物的性质	durable	durable	biodegradable	durable
涂层方法	entire	entire	abluminal	entire
支架	Multilink 8	Element	S-stent	Integrity
金属材料	CoCr	PtCr	StSt	CoCr
支架梁的厚度（μm）	81	81	125	91

durable：聚合物在支架梁上永久残留；biodegradable：聚合物具有生物可吸收性。
entire：涂层在整个支架梁；abluminal：涂层仅在支架的血管壁侧。
CoCr：钴铬合金；PtCr：铂铬合金；StSt：不锈钢。

XIENCE PRIME®/ XIENCE Xpedition®

- 以钴铬合金作为支架金属材料的依维莫司药物洗脱支架（everolimus eluting stent，EES），可以说是目前证据最多的第二代 DES。图 6-1 显示了 XIENCE PRIME® 的结构。

- 2012 年的一项 Meta 分析结果表明，与第一代 DES 相比，该支架明显降低了支架内血栓形成的发生率，甚至与以往的 BMS 相比，支架内血栓形成的发生率也有所减少。

- 另外，一项以急性心肌梗死（acute myocardial infarction，AMI）患者为研究对

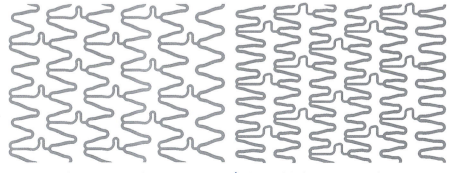

a. 小尺寸支架（6 个环·3 个连接点）　　　**b**. 中等尺寸支架（9 个环·3 个连接点）

图 6-1　XIENCE PRIME® 的结构

象、对 EES 和 BMS 进行比较的随机对照的 Examination 试验结果显示，与 BMS 相比，植入 EES 的患者支架内血栓形成的发生率更低。

- 以往有人指出，对于血栓性病变多发的 AMI 患者，DES 引起的血栓形成可能更成问题，所以有的医疗机构认为"BMS for AMI"，但针对这些结果，即使是 AMI 也选择 DES 的病例在不断增加。
- EES 能够减少支架内血栓形成，被认为与 EES 的聚合物具有高度生物相容性并且其金属材料具有抗栓性有关。

该支架的特点、缺点及展望

- 可以说该支架是具有最佳临床研究结果的 DES。另一方面，虽然发生率低但还存在少数支架断裂、迟发支架内再狭窄、新生动脉粥样硬化和内皮功能障碍等问题。
- 对于未来的 DES，一方面要确保与 XIENCE® 具有同等的临床研究结果，另一方面也要看上述存在的问题能否得到进一步的改进。
- 另外，有人认为与后续研发出来的 DES 相比，XIENCE PRIME® 在推送性方面略有欠缺。而 XIENCE Xpedition® 既保持了既往良好的临床效果，又改良了推送系统，因此期待其今后进一步研究的结果。

PROMUS Element™/PROMUS Element™ Plus

- PROMUS Element™ / PROMUS Element™ Plus（Boston Scientific 公司）保留了 XIENCE® 支架的药物（依维莫司）和高分子聚合物（含氟聚合物），又将支架的材料由钴铬合金改成了铂铬合金，因此提高了支架的柔软性、顺应性和可视性。
- 该支架设计为 2 个连接点、8 个环。虽然所有型号的支架均具有相同的设计，但具有不同的支架梁宽度和连接部分宽度，以保持各种型号支架适当的金属含量（**图 6-2**）。

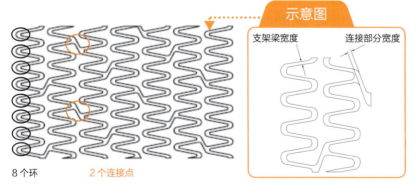

示意图

支架梁宽度　连接部分宽度

8 个环　　2 个连接点

注意事项

由于支架有长轴方向短缩的问题，所以在支架植入后进行后扩张或送入 IVUS 感觉有抵抗时，术者要注意不要勉强推送器械。

	2.25 (SV)	2.50~2.75 (SWH)	3.00~3.50 (WH)
连接部分宽度	0.0033in (0.084mm)	0.0034in (0.086mm)	0.0047in (0.119mm)
支架梁宽度	0.0024in (0.061mm)	0.0026in (0.066mm)	0.0034in (0.086mm)
支架梁厚度	0.0032in (0.081mm)	0.0032in (0.081mm)	0.0032in (0.081mm)

图 6-2　PROMUS Element™ Plus 的结构

所有 3 个型号的支架都是 2 个连接点、8 个环。支架梁的厚度都是 0.0032in，支架梁和连接部分的宽度依支架型号不同而变化。

- 目前，与 XIENCE PRIME® 进行对比研究的 Plutinum Plus 试验正在进行中，期待其后的研究结果。

该支架的特点、缺点及展望

- 支架平台的材料适合于迂曲病变，并可能会减少支架断裂的发生率，因此期待今后更多的数据。
- Boston Sientific 公司开发了 Synergy™ 支架，该支架使用的药物为依维莫司，聚合物具有生物可吸收性，且涂层仅在支架的血管壁侧，支架梁厚度薄达 74μm，期待该支架进入临床应用。

Nobori®

- Nobori®（Terumo 公司）使用的药物是 Biolimus-A9，是最早在日本推出的使用生物可吸收聚合物作为药物载体的 DES。
- 另外，其特征在于仅将涂层涂在支架的血管壁侧，因此可以减少因药物进入血管内而对内皮细胞的损害。实际上，数个动物实验和临床研究数据也证实了这一点。
- 结构如图 6-3 所示，10 个环、2 个连接点的直径为 3.5mm 的支架是面向日本国内开发的，最大可以扩张至 6mm。

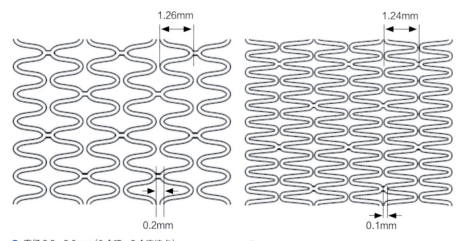

a. 直径 2.5、3.0mm（6 个环、2 个连接点）　　b. 直径 3.5 mm（10 个环、2 个连接点）

图 6-3　Nobori® 的结构

- 尽管 Sort out Ⅴ 研究并未证明 Nobori® 不劣于 CYPHER®，但日本的 NEXT 研究或荷兰的 Compare Ⅱ 研究却证明其不劣于 XIENCE®，期待今后临床数据的进一步积累。

该支架的特点、缺点及展望

- 该支架的优势是适合应用于大血管和分叉部病变。缺点是支架梁是最厚的。目前的临床数据多来源于日本，期待今后更多数据的积累和分析。
- Terumo 公司正在研发的 Ultimaster，该支架保持了使用生物可吸收聚合物血管壁侧涂层的特点，药物使用西罗莫司，支架平台材料改为钴铬合金，支架梁变薄至 80μm，目前正在进行临床试验。

Resolute Integrity™

- Resolute Integrity™（Metoronic 公司）是因为之前研发的 Endeavor Sprint（Metoronic 公司）与其他 DES 相比再狭窄发生率高而新研发的 DES，致力于搭载的药物佐他莫司更平缓地释放。
- 聚合物采用 BioLinx 这个崭新的体系。与血管壁和血流接触的聚合物层表面具有亲水性，而聚合物层内部具有疏水性，与药物有很高的亲和性。
- 其构造其结构如 **图 6-4** 所示，连续的正弦波技术（continuous sinusoid technology，CST）是该支架的特点。
- 所谓 CST，是用单根具有正弦波形状的钴合金金属丝缠成螺旋状，然后用激光焊接的设计技术。期待可以提高支架的顺应性，减少支架梁的贴壁不良。
- 临床上，Resolute All comer 试验和 Twente 试验已证明，与 XIENCE® 相比具有非劣效性。

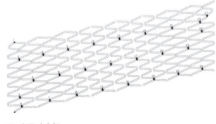 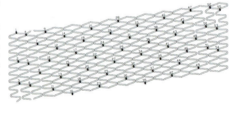

a. 小尺寸支架　　　　　**b**. 中等尺寸支架

图 6-4　Resolute Integrity™ 的结构

2.25～2.75mm 型号的支架其最大扩张直径为 3.5mm。
该支架的融合方式是将支架的扩张强度、柔韧性和分支通过能力最优化的模式。正如 Driver®（Metoronic 公司）的融合方式是最大化利用 Driver® 支架平台一样，Resolute Integrity™ 的融合方式也是最大化利用 Resolute Integrity™ 支架平台。融合方式的改变，不影响支架的分支通过能力和支架的最佳性能。Resolute Integrity™ 是以 Driver® 的扩张强度、柔韧性和分支通过能力为基准而设计的支架。

> **注意事项**
>
> 使用放大的 3D 模型，更容易理解融合方式和环数。

该支架的特点、缺点及展望

- 该支架的优势在于适合用于迂曲病变。另外，已证明与 XIENCE® 相比，具有非劣效性。今后将进一步积累数据，期待能以患者和病变特点为背景来细化数据分析。

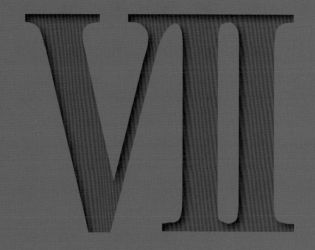

腔内影像学技术

村冈秀崇，园田信成　日本产业医科大学医院循环内科

IVUS

使用 IVUS，可以安全、有效地实施 PCI。

重要的是在治疗前、支架植入过程中以及治疗后，使用 IVUS 可以提供更多的血管内信息。

Point

首先掌握
以下要点

1 冠状动脉造影只能用来了解血管腔内的病变情况，而 IVUS 不仅可以用来了解血管腔内，还可以用来评估血管壁的性质并测量血管的大小。

2 了解 PCI 前 IVUS 的评估内容，并确定治疗适应证。

3 根据病变性质和斑块分布来评估 PCI 的风险。

4 了解支架植入前后 IVUS 的评估内容，并实现 IVUS 引导下实施 PCI。

5 了解支架膨胀的指标和治疗的终点。

治疗前用 IVUS 评估的内容

● 治疗前，应掌握参照血管和病变部位的血管信息，以帮助选择合适的器械（表7-1）。

表 7-1　治疗前用 IVUS 评估的内容

① 了解血管的方向性（利用血管分叉部位、心外膜、心肌桥作为标识）
斑块主要分布在血管的心外膜侧还是心肌侧？
② 评估斑块的性质
何种超声灰度为主体？关于钙化斑块，它的程度及分布如何？是否有远端栓塞的可能性？
③ 评估斑块的分布
是向心性还是偏心性？若为偏心性，斑块的性质如何？
④ 与分支的关系
有无预扩张的必要性？主支血管的病变处理后，是否有追加处理的必要？
⑤ 远端参照血管直径及内径的测量
⑥ 评估远端参照血管的斑块程度、有无钙化
⑦ 病变部位血管直径及内径的测量
有无血管重构？形态如何？
⑧ 病变长度的测量
⑨ 近端参照血管直径和内径的测量以及斑块性质的评估

判断有无 PCI 的适应证？

● 对于急性冠脉综合征和严重狭窄病变，行 PCI 没有太多疑惑，但对于中等程度狭窄的病变是否需要行 PCI，常常存在判断上的苦恼。

● 尽管研究表明，与反映生理学功能评价的负荷 TI 心肌 SPECT 和使用压力导丝测得的冠状动脉血流储备分数（fractional flow reserve，FFR）相比，使用 IVUS 测量的最小管腔面积（minimal lumen area，MLA）能够更好地提示心肌缺血的临界值，但并没有得到一致的认可。

名词解释　MLA（minimal lumen area）：在病变部位，通过 IVUS 测量的最小管腔面积。

● 图 7-1 是对左冠状动脉非主干部位以及主干部位中等程度狭窄病变如何选择适宜治疗策略的流程图。

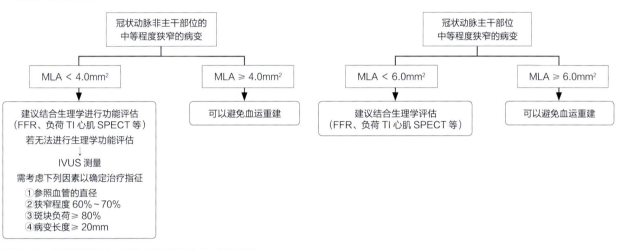

图 7-1　中等程度狭窄病变如何选择介入治疗的流程

根据斑块性质确定治疗策略

● 评估病变部位斑块的性质，并根据斑块特点选择介入治疗方法（图 7-2）。

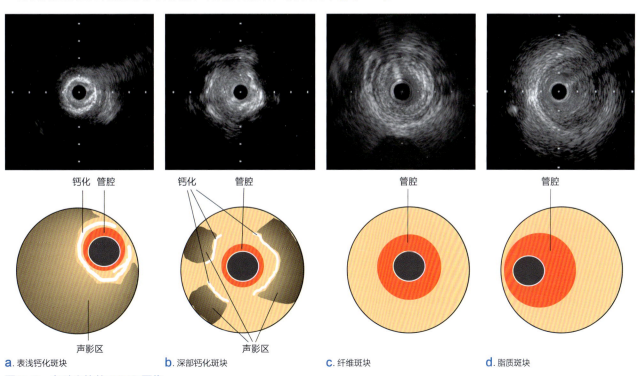

a. 表浅钙化斑块　　　b. 深部钙化斑块　　　c. 纤维斑块　　　d. 脂质斑块

图 7-2　各种斑块的 IVUS 图像

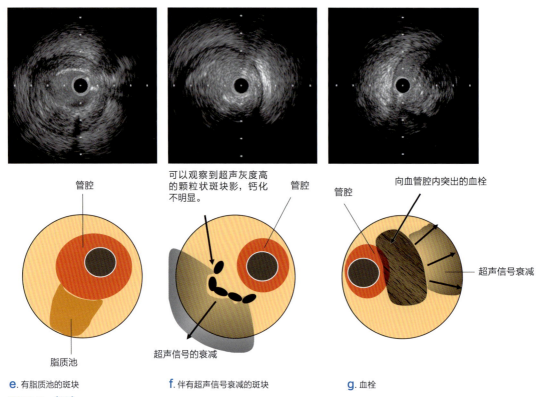

管腔

可以观察到超声灰度高的颗粒状斑块影，钙化不明显。

管腔

向血管腔内突出的血栓

超声信号衰减

脂质池

超声信号的衰减

e. 有脂质池的斑块　　　　**f.** 伴有超声信号衰减的斑块　　　　**g.** 血栓

图 7-2（续）

如果钙化位于血管壁的位置表浅，并且为长病变，角度大于90°，则推测可能支架扩张困难，此时可考虑是否需要行旋磨或球囊预扩张。

即便是纤维斑块，若分布广泛，也可能导致支架膨胀不良，要考虑进行充分的预扩张。

有下述情况时，推荐在对病变部位施行 PCI 时，加用远端保护装置：①存在大量的脂质斑块；②有脂质池的斑块；③尽管未见钙化，但伴有深部超声信号衰减的病变；④有大量血栓的存在；⑤血管正性重构。

根据斑块分布确定治疗策略

● 确定心外膜侧，并明确斑块的分布是在心外膜侧还是在心肌侧。

● 偏心性斑块有钙化斑块和严重纤维化斑块之分，若斑块的游离部分在心外膜侧，扩张病变时有可能导致血管穿孔而引起心包填塞，因此要注意球囊和支架型号的选择以及扩张压力的控制（图 7-3）。

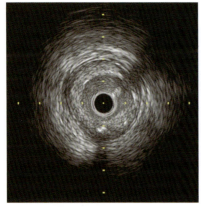

a. 向心性斑块　　　　**b.** 偏心性斑块

图 7-3　斑块分布的差异

血管重构对治疗策略的影响

- 根据血管重构的类型，选择支架的直径（图7-4、图7-5）。
- 血管高度正性重构并存在大量斑块的情况下，为了减少斑块的脱落和远端栓塞的风险，可选择比常规直径略小的支架。
- 血管负性重构，要注意球囊或支架的过度膨胀有引起冠状动脉穿孔的风险。

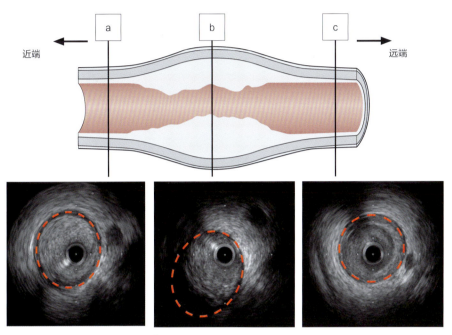

a. 近端参照血管横截面积为 15.40mm² **b**. 病变部位血管横截面积为 17.38mm² **c**. 远端参照血管横截面积为 13.28mm²

图7-4　血管正性重构

病变部位的血管横截面积大于前后参照血管的横截面积。

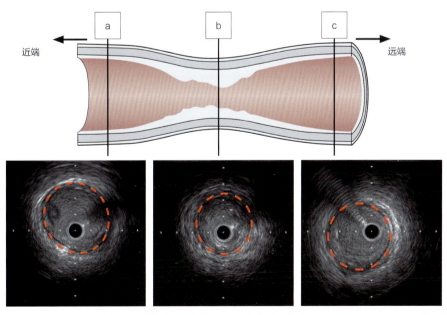

a. 近端参照血管横截面积为 14.67mm² **b**. 病变部位血管横截面积为 9.51mm² **c**. 远端参照血管横截面积为 12.41mm²

图7-5　血管负性重构

病变部位的血管横截面积小于前后参照血管的横截面积。

支架植入时用 IVUS 评估的内容

● 根据 PCI 前 IVUS 的检查结果，确定支架的植入部位、所用支架的直径和长度（表 7-2）。

表 7-2　支架植入时用 IVUS 评估的内容

① 通过多角度冠状动脉造影明确造影正常的血管
② 利用IVUS进一步明确冠状动脉造影认定的正常血管：最终确定支架植入的落脚点
③ 确定支架直径和长度：选择金属裸支架（bare metal stent，BMS）还是药物洗脱支架（drug eluting stent，DES）
④ 标记技巧：充分利用换能器（不透光部分）

确定支架植入的最佳位置

● 临床病例中斑块弥漫性分布的情况比较多，支架落脚点的选择通常有一定的难度，表 7-3 列举了支架落脚点的最佳位置。

表 7-3　支架落脚点的选择

① 斑块负荷在50%以下
② 斑块性质尽可能均一，没有严重的钙化病变
③ 非严重偏心性斑块

支架直径与长度的选择

● 根据植入的是 BMS 还是 DES，支架的直径和长度的选择有所不同，如表 7-4 所示。

表 7-4　依据支架的种类选择支架的直径和长度

	金属裸支架（BMS）	药物洗脱支架（DES）
支架直径	选择比IVUS测量的参照血管内径略大一点的支架	以IVUS测量的参照血管的内径为标准，尽量选择小一点的支架
原因	为了获得最大的管腔面积（bigger is better 理论）	若过度扩张，可导致支架边缘血管损伤（optimal stenting 理论）
支架长度	尽量选择短支架	尽量选择能完全覆盖住病变并与正常血管相连续的支架
原因	预防支架再狭窄	支架边缘残留的斑块可能是导致再狭窄或支架内血栓的原因

重　点

● 由于 IVUS 导管本身会随着心外膜的振动而前后移动，因此选择支架的长度要考虑有 1mm 的误差。

标记技巧

● 在实时观察 IVUS 图像的同时，确定支架边缘的位置并进行造影。IVUS 换能器（图 7-6）可以作为冠状动脉造影上的参照标记，从而能更准确地定位。

● 以下是使用 IVUS 对预计植入支架的部位进行标记并植入支架的病例（图 7-7）。

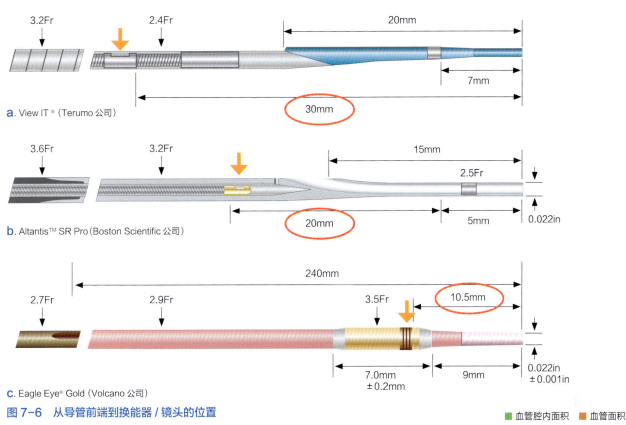

a. View IT ®（Terumo 公司）

b. Altantis™ SR Pro（Boston Scientific 公司）

c. Eagle Eye® Gold（Volcano 公司）

图 7-6 从导管前端到换能器 / 镜头的位置

■ 血管腔内面积　■ 血管面积

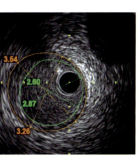

① 近端参照血管的 IVUS 短轴图像　② 病变部位的 IVUS 短轴图像　③ 远端参照血管的 IVUS 短轴图像

近端　远端

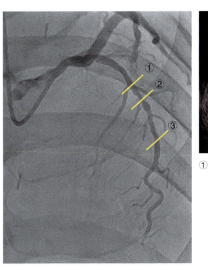

根据两端参照血管的管腔直径及病变长度，选择 2.75mm×24mm 的 DES

a. 治疗前的冠状动脉造影

④ IVUS 长轴像：根据两端参照血管测得的病变长度

图 7-7 IVUS 引导下的 PCI 病例

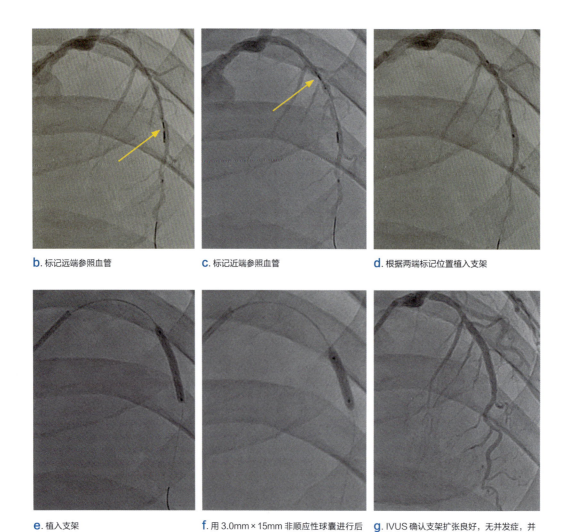

b. 标记远端参照血管

c. 标记近端参照血管

d. 根据两端标记位置植入支架

e. 植入支架

f. 用 3.0mm×15mm 非顺应性球囊进行后扩张

g. IVUS 确认支架扩张良好，无并发症，并行最终造影。

图 7-7 （续）

支架植入后用 IVUS 评估的内容

- 使用 IVUS 确定 PCI 治疗终点时，需考虑预防急性期并发症和远期支架内再狭窄。
- 急性期并发症主要有急性冠状动脉闭塞和早期支架内血栓形成，IVUS 可能预测的急性期并发症图像见图 7-8。
- 建议按顺序依次进行 IVUS 图像的评估（表 7-5）。

表 7-5　PCI 后用 IVUS 评估的内容

①	有无支架边缘的损伤（血管夹层、血肿）
②	有无支架膨胀不良，植入部位的评价
③	有无支架贴壁不良
④	有无支架内血栓、斑块脱落
⑤	支架两端有无斑块残留

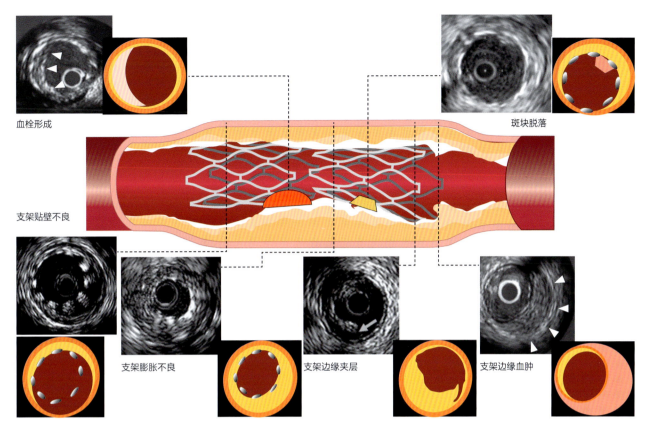

血栓形成

斑块脱落

支架贴壁不良

支架膨胀不良

支架边缘夹层

支架边缘血肿

图 7-8 IVUS 可能预测的急性期并发症的图像

关于支架膨胀的探讨

- MUSIC (multicenter ultrasound stenting in coronaries) 标准（表 7-6）是理想的支架植入后膨胀良好的 IVUS 标准，最近还有另一个 AVIO (angiographic versus IVUS optimization) 标准（表 7-7）用于支架膨胀的评估。

- 另外，最小支架面积（minimal stent area，MSA）被认为是对远期支架内再狭窄最强的预测因子。表 7-8 列举了各种支架的 MSA 临界值。

- MUSIC 标准不太适合于小血管和钙化病变，在药物洗脱支架时代，推荐参考 AVIO 标准以实现最佳的支架膨胀。

名词解释▶ MSA（minimal stent area）：在支架植入部位，用 IVUS 测量的最小支架面积。

表 7-6 MUSIC 标准

① 支架梁全长完全贴壁
② 最小支架面积（MSA）
· ≥90%（80%*）平均参照血管管腔面积
· ≥100%（90%*）最小参照血管管腔面积
· 近端支架边缘的MSA≥90%近端参照血管管腔面积
*：MSA在9.0mm²以上时
③ 偏心指数大于0.7

表7-7　AVIO标准

依据以下3个最大和最小血管直径的平均值，计算用于支架后扩张的非顺应性球囊的尺寸。
① 支架内远端   ② 支架内近端   ③ 支架内膨胀最差的部位　 * MSA在9.0mm² 以上吋
力争扩张至所选球囊的最大获得面积的70%以上

表7-8　各种支架的MSA临界值

支架	MSA（mm²）
金属裸支架（BMS）	6.5 （6.0*）
雷帕霉素洗脱支架（SES）	5.0 （4.5*）
紫杉醇洗脱支架（PES）	5.7
佐他莫司洗脱支架（ZES）	5.3
依维莫司洗脱支架（EES）	5.4

*：参照血管直径小于2.8mm的小血管病变

- 另外，对于左主干病变，由于前降支起始部和回旋支起始部都与治疗密切相关，因此已报道了更详细的MSA临界值（图7-9）。
- 但是，MSA临界值也仅仅是一个目标数值，最终要平衡风险来确定治疗的终点。

	部位	MSA（mm²）
a	回旋支开口	5.0
b	前降支开口	6.3
c	分叉部	7.2
d	左主干	8.2

图7-9　左主干病变的MSA临界值

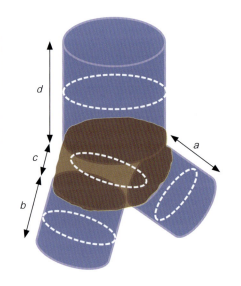

2

OCT

羽原真人　日本丰桥心脏中心循环内科

为了安全有效地实施 PCI，要在充分理解 IVUS 与 OCT 各自特点的基础上加以区分使用。本文介绍了 OCT 在 PCI 中及慢性期支架评估方面的实用性。

首先掌握以下要点

Point

1 了解 OCT 与 IVUS 的区别。

2 了解各种斑块特点的 OCT 图像。

3 了解 PCI 时如何使用 OCT。

4 了解随访时 OCT 的使用方法。

5 了解支架内再狭窄时 OCT 的图像特点。

心脏的各种影像学技术

- 心脏领域有多种影像学技术。如血管造影（angiography）、多排螺旋 CT（multi detector computer tomography，MD-CT）及 MRI（magnetic resonance imaging）等，这些成像方法是从心脏外部通过图像构建来观察心脏和血管结构的变化（图 7-10a）。

- IVUS、光学相干断层成像（optical coherence tomography，OCT）和血管镜（angioscopy）技术是从冠状动脉内观察血管结构变化的成像方法（图 7-10b）。

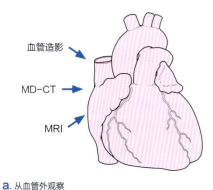

a. 从血管外观察

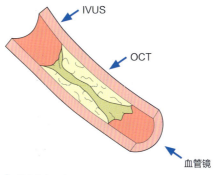

b. 从血管内观察

图 7-10　心脏的各种影像学技术

何谓 OCT？与 IVUS 的比较

- OCT 是一种光学成像技术，利用近红外线以高分辨率对组织的微小结构进行光学成像。主要特点：①高分辨率：12～15μm（优点）；②低组织穿透力：1～2mm（缺点），可以清晰地观察到血管腔和血管壁。
- 其分辨率约为 IVUS 的 10 倍，并且可以更详细地观察斑块的性质、支架贴壁情况和管腔边界等。
- 但是，由于组织穿透力弱，因此很难观察到病变处的血管直径，IVUS 可以评估斑块的负荷程度，OCT 多无法实现（表 7-9）。

表 7-9　OCT 与 IVUS 的比较

	OCT	IVUS
分辨率（轴向）	12～15μm	100～150μm
分辨率（侧向：3mm）	19μm	200μm
帧速率	100帧/s	30帧/s
线数/帧	500	256
回撤速度（默认）	20mm/s	0.5～1mm/s
最大扫描直径	10mm	10mm
透射深度	1～2mm	～8mm
血流阻断	需要（造影剂）	不需要

OCT 的临床应用

OCT 在 PCI 时的应用

① 观察病变部位并判断斑块的组织特点。

- 从管腔侧开始，可以观察到正常血管的 3 层结构：内膜、中膜、外膜（图 7-11）。

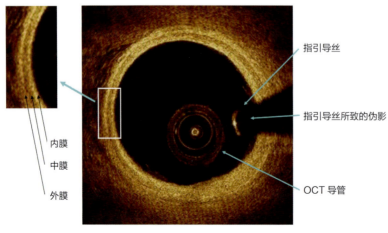

内膜
中膜
外膜

指引导丝
指引导丝所致的伪影
OCT 导管

图 7-11　正常血管

- 纤维斑块有时需要用有硬度的非顺应性球囊扩张（图7-12）。
- 脂质斑块用球囊多容易扩张（图7-13）。

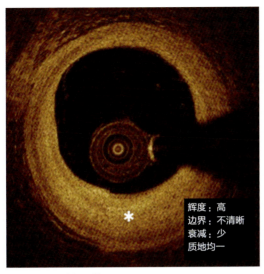

辉度：高
边界：不清晰
衰减：少
质地均一

图7-12　纤维斑块

*：纤维斑块。

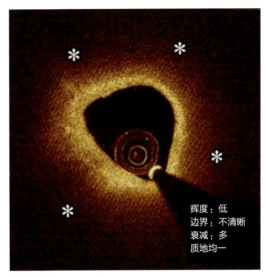

辉度：低
边界：不清晰
衰减：多
质地均一

图7-13　脂质斑块

*：脂质斑块。

- 脂质斑块中，若纤维帽（fibrous cap）厚度在65μm以下，且脂质核心的范围＞血管周长1/2以上，则被称为薄纤维帽斑块（thin-cap fibroatheroma，TCFA）（图7-14）。
- 由于这样的斑块容易破裂，所以即使未达到有意义的狭窄程度，也要强化降脂治疗，并定期随访。
- 另外，实施PCI时，有时也需要使用远端保护装置。

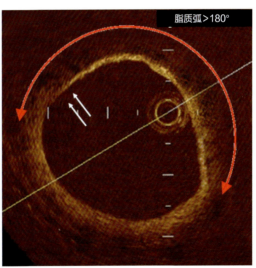

脂质弧＞180°

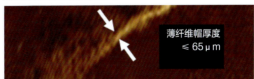

薄纤维帽厚度
≤65μm

图7-14　薄纤维帽斑块

- 钙化斑块球囊扩张困难时，可考虑行冠状动脉旋磨术消蚀斑块（图7-15）。

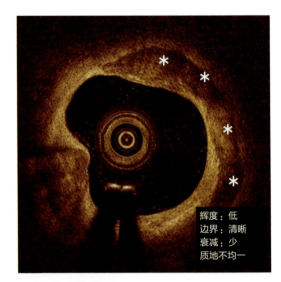

辉度：低
边界：清晰
衰减：少
质地不均一

图 7-15　钙化斑块

*：钙化斑块。

- 红色血栓后方 OCT 信号明显衰减，这种现象在急性冠脉综合征患者中比较常见。可考虑使用血栓抽吸装置和远端保护装置（图7-16）。

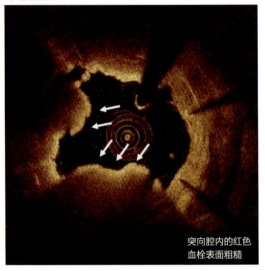

突向腔内的红色
血栓表面粗糙

图 7-16　红色血栓

- 斑块破裂在急性冠脉综合征患者中比较常见。OCT 下可见纤维帽破裂且连续性中断，脂质核的一部分消失，形成溃疡（图7-17）。

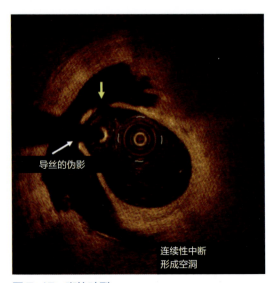

导丝的伪影

连续性中断
形成空洞

图 7-17　斑块破裂

② 根据观察到的斑块特点选择器械，并确定使用何种球囊和支架。

● 测量近端和远端参照血管的管腔直径和病变长度（图 7-18a ~ d）。基于这些测量值确定球囊和支架的大小，并进行干预（图 7-18e ~ g）。

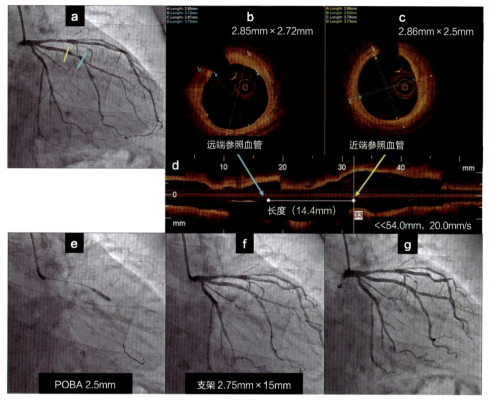

图 7-18　OCT 测量和植入支架

③ 支架植入后支架膨胀不良会增加支架内血栓形成的风险，因此要评估支架是否充分膨胀，比较支架植入前后血管内径的变化（图 7-19）。

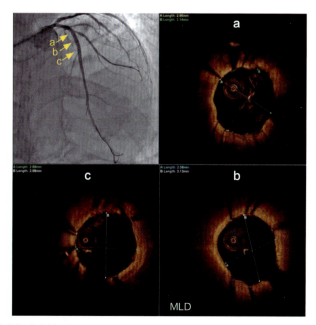

图 7-19　评估支架膨胀情况

● 但是由于 OCT 的组织穿透力弱，因此，通常难以像 IVUS 那样可以观察病变部位的血管直径，这是 OCT 的缺点之一（图 7-20）。

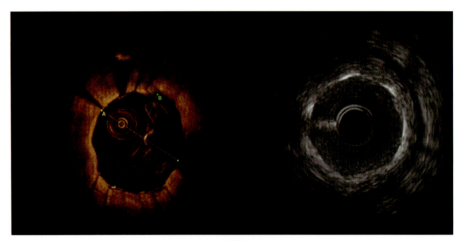

图 7-20　植入支架后 OCT 图像和 IVUS 图像的比较

● 支架贴壁不良也是支架内血栓的危险因素，因此可通过 OCT 进行评估。
● 支架贴壁不良的一般定义是：除分支开口外，至少 1 个支架梁与血管壁内膜存在间隙，未能完全贴合，其距离在 0.2mm 以上（支架梁的厚度因支架类型不同而不同）（图 7-21）。

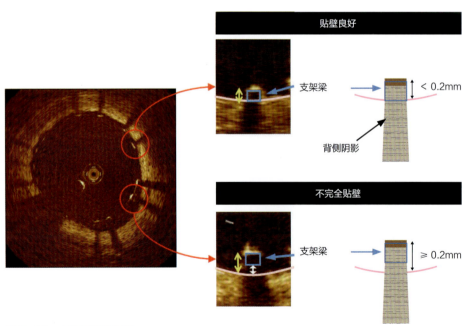

图 7-21　支架贴壁的评估

- 另外，支架边缘夹层和血肿是导致冠状动脉急性闭塞的危险因素，因此有必要使用 OCT 进行评估（图 7-22）。

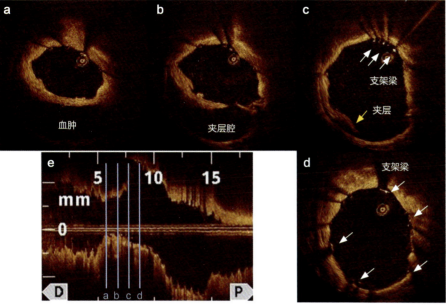

图 7-22　支架远端的夹层和血肿

OCT 在随访时的应用

① 评估病变进展情况。

- 下图的病例，虽然最小管腔面积略变小，但纤维帽变厚，考虑斑块处于稳定状态（图 7-23）。

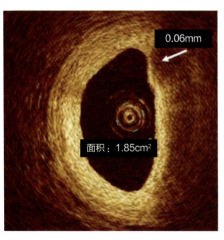

0.06mm
面积：1.85cm²

面积：1.40cm²
0.17mm

a. 基线水平　　　b.9 个月时随访

图 7-23　评估病变进展情况

② 可以评估支架内情况。

- 根据支架梁上是否存在新生内膜，判断支架梁是否被覆盖（图 7-24）。另外，如前所述，也可评估支架梁的贴壁情况。

● 植入药物洗脱支架后，若观察到多处支架梁未被覆盖和不完全贴壁，则迟发性支架
内血栓的发生率会增加，因此需口服抗血小板药物。

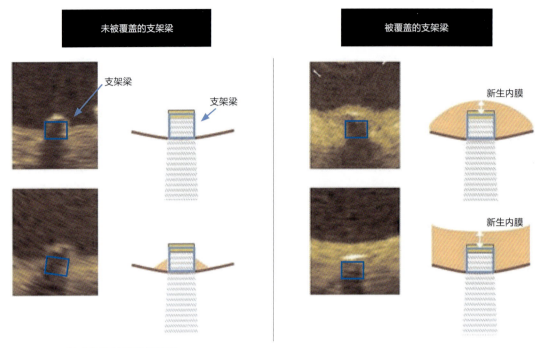

图 7-24　评估支架梁被覆盖的情况

● 下图是植入药物洗脱支架 20 个月后进行血管造影的病例。OCT 观察到支架远端被
新生内膜覆盖良好（图 7-25a），但从支架中间到近端，可见未被覆盖的支架梁和
支架贴壁不良（图 7-25b），同时支架梁周围也发现了血栓（图 7-25c）。

● 如支架梁周围发现血栓，则迟发性支架内血栓的发生率很高，需口服抗血小板药物
治疗。

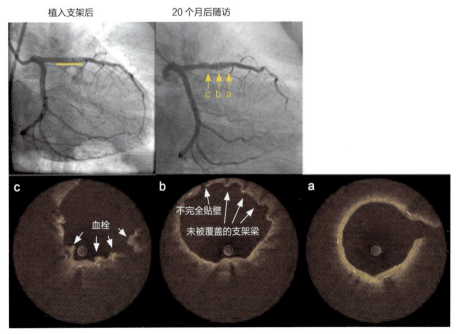

图 7-25　植入药物洗脱支架 20 个月后的血管造影及 OCT 图像

③ **OCT 也可用于支架内再狭窄的干预治疗。**

● 一般的支架内再狭窄是由于新生内膜增生所致，OCT 下呈现均一的高辉度图像（图 7-26）。

● 远期再狭窄（植入支架 5 年以上的再狭窄），与一般的支架内再狭窄不同，OCT 下呈现和动脉硬化斑块类似的图像。

● 由于支架内形成新生动脉粥样硬化病变，OCT 下呈现与脂质斑块类似的图像（图 7-27）。

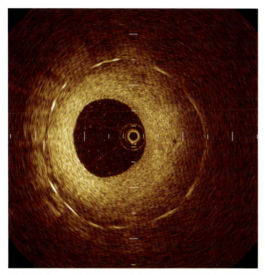

图 7-26　一般的支架内再狭窄图像（植入金属裸支架 6 个月后出现的再狭窄）

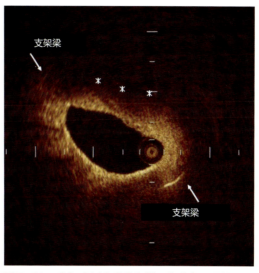

图 7-27　支架内新生动脉粥样硬化病变所致的再狭窄图像

*：新生动脉粥样硬化病变。

● 如观察到支架内再狭窄病变处有斑块破裂（图 7-28a）或血栓形成（图 7-28b），可考虑使用远端保护装置。

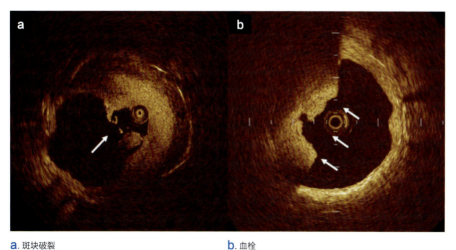

a. 斑块破裂　　　　　　　　　　　b. 血栓

图 7-28　支架内再狭窄图像

● 如在支架内再狭窄处发现有钙化斑块（图7-29），则通常难以进行球囊扩张。

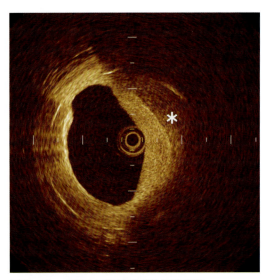

图7-29　支架内再狭窄病变为钙化斑块

＊：支架内钙化病变。

④ **可详细评估球囊扩张情况**

● 可见切割球囊的切痕和球囊被扩张后的表现（图7-30）。

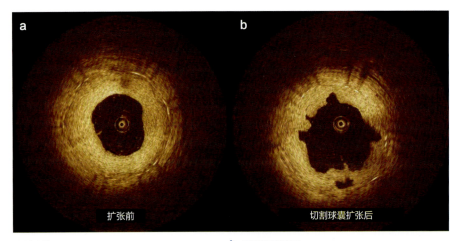

a. 扩张前　　　　　　　　　　　b. 切割球囊扩张后

图7-30　评估球囊扩张情况

3

外間洋平，田中信大　日本东京医科大学循环内科

PCI 中 FFR 测定的意义

掌握何种病变需要测定 FFR？另外，如何应用 FFR 判断治疗效果和预测预后。

首先掌握
以下要点

Point

1 仅凭解剖学（视觉）方法来评估病变在功能方面的受损程度是有局限性的。

2 治疗后测定 FFR 有助于评估 PCI 的效果。

3 对于中度狭窄无法确定是否存在缺血的病变，测定 FFR 有助于判断是否需行 PCI。

4 FFR 在确定弥漫性病变和长病变 PCI 治疗终点方面起很重要的作用。

5 左主干病变的狭窄程度在冠状动脉造影上很容易被低估，这一点应引起重视。

临床适应证

● 表 7-10 列出了需进行冠状动脉血流储备分数（fractional flow reserve，FFR）评估的病变。
● FFR 可用于评估冠状动脉造影难以准确判定狭窄程度的病变，也可以确定 PCI 的治疗终点，评估治疗效果及预测预后。

表 7-10　FFR 的临床适应证

评估冠状动脉狭窄的功能学损害程度并确定每个病变的治疗终点
① 中度狭窄病变 ② 弥漫性病变及长病变 ③ 左主干病变
判断PCI后的治疗效果
① 支架的膨胀状态 ② 支架外的残余病变
评估心肌缺血的严重程度
① 多支病变中功能受损的血管支数

测定 FFR 评估治疗效果

● 植入支架后测定 FFR 的意义在于确认有无由于支架膨胀不全及支架边缘并发症（夹层、血肿等）而造成的压力阶差。如果发现有血栓形成等可导致心脏事件的可能性，则需要进一步处理（图 7-31、图 7-32）。

● 即使支架内压力阶差消失但支架边缘仍存在压力阶差，则提示可能存在弥漫性病变，发生再狭窄和再次治疗的风险较高，为再发心血管事件的高危病例，需要优化药物治疗（optimal medical therapy，OMT）。另外，并不是所有的 FFR < 0.75 都需要行 PCI，是否需要行血运重建还需结合缺血的范围和血管直径进行判断。

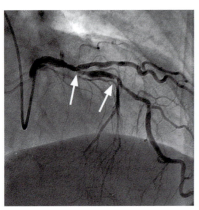
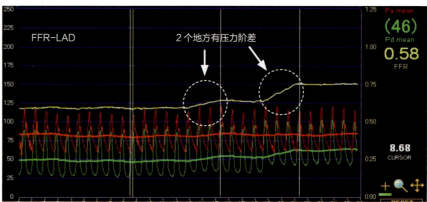

a. PCI 前

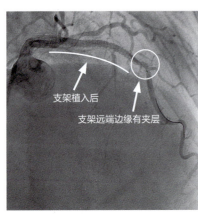
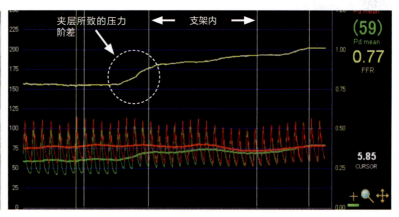

b. 支架远端边缘有夹层

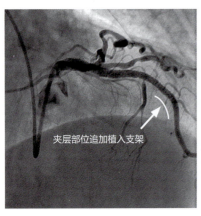
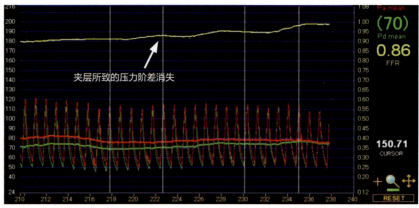

c. PCI 后

图 7-31　支架远端边缘夹层追加治疗的病例
支架植入后远端边缘存在局部压力阶差，通过测定 FFR 确认存在夹层，并进行追加治疗。

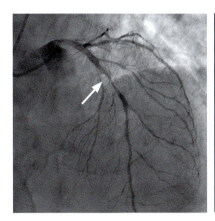

a. PCI 前

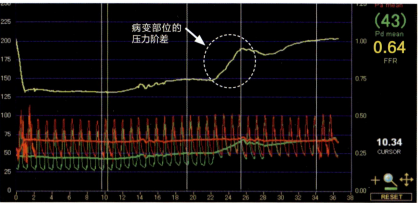

病变部位的压力阶差

(43)
Pd mean
0.64
FFR
10.34
CURSOR

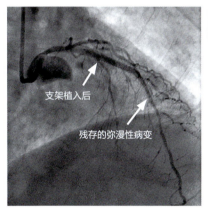

支架植入后

残存的弥漫性病变

b. PCI 后

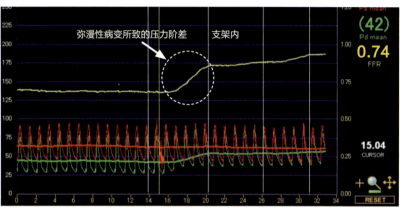

弥漫性病变所致的压力阶差　　支架内

(42)
Pd mean
0.74
FFR
15.04
CURSOR

图 7-32　支架植入后远端出现压力阶差的病例
PCI 前 LAD 的 FFR 为 0.64，LAD 第 6~7 段旋磨后植入支架，压力阶差得到改善，但远端仍有压力阶差（PCI 后 LAD 的 FFR 为 0.74）。

中度狭窄

- 临床上，PCI 前并非一定均进行无创的缺血性评估，对于造影提示中度狭窄的病变，是否需行 PCI 取决于不同术者的判断。

- 图 7-33a、b 都是没有缺血证据的 LAD 中度狭窄病变，仅凭肉眼检查很难做出判断，但测定 FFR 有助于确定治疗策略。

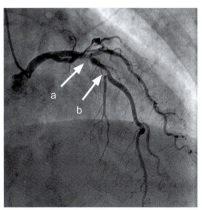

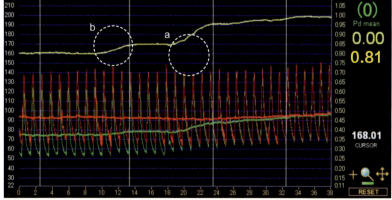

(0)
Pd mean
0.00
0.81
168.01
CURSOR

a. 没有缺血证据的 LAD 中度狭窄病变，FFR 为 0.81，未行 PCI

图 7-33　LAD 中度狭窄病变

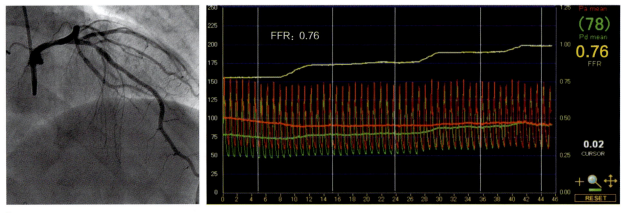

b. 没有缺血证据的 LAD 中度狭窄病变，FFR 为 0.76，施行了 PCI

图 7-33 （续）

弥漫性病变、长病变

● 对于弥漫性病变和长病变，应尽可能将压力导丝放置在病变远端，并将导丝从远端回撤，通过回撤时测得的压力曲线来评估每个病变的缺血情况（图 7-34）。

注意事项 由于同一冠状动脉内的每个病变会相互影响，最初不能评估每个病变的严重程度。只有在治疗一个病变后，才能知道另一个狭窄部位的真实 FFR 值。

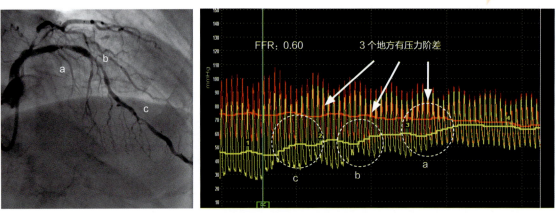

a. PCI 前

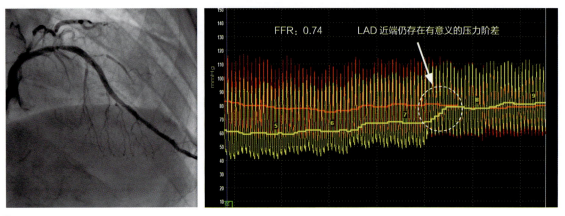

b. 血管远端和中段植入支架后

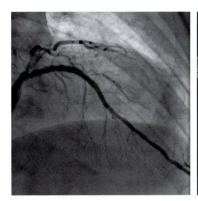
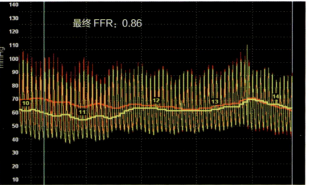

c. PCI 后

图 7-34　对长病变行 PCI

a：LAD 的 FFR 为 0.60，3 个地方有压力阶差。

b：只有血管远端和中段的血流改善后，才能知道近端真实的 FFR 值，并且由于 FFR 为 0.74，因此近端病变也植入了支架。

c：在 FFR 指导下共植入 3 枚支架，最终 LAD 的 FFR 改善至 0.86。

左主干病变

- LMT 病变，造影时由于缺少参照血管，仅靠目测判断病变严重程度比较困难。低估病变可能会导致严重的心血管事件发生，而高估病变则会导致不必要的支架植入。

- 临床上，仅局限于 LMT 的病变并不多，通常累及 LAD 和 LCX，此时需行 FFR 测定以确定治疗策略（图 7-35、图 7-36）。

- LMT-LAD 植入支架后，被"囚禁"的 LCX 开口处，常可见由于斑块移位导致的严重狭窄，此时测定 FFR 有助于判断是否需行追加治疗（图 7-37）。

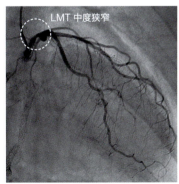
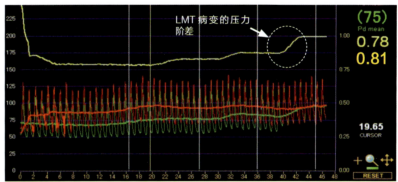

图 7-35　左主干病变

LMT 和 LAD 均可见中度狭窄的病变，LAD 的 FFR 为 0.81，LCX 的 FFR 为 0.91，因而确定为无意义的狭窄，未行 PCI。

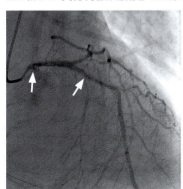
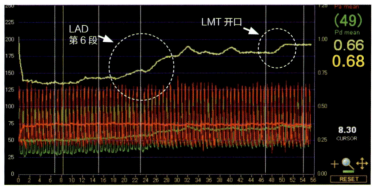

a. PCI 前

图 7-36　左主干 +LAD 病变，在 FFR 指导下进行了 PCI

LAD 远端的 FFR 为 0.68，且 LAD 第 6 段有明显的钙化，LMT 开口存在压力阶差。因 LCX 的 FFR 为 0.78，考虑 LMT 病变有临床意义，故先于 LMT 植入支架。此时测 LAD 的 FFR 为 0.73，考虑第 6 段远端仍存在有意义的压力阶差，在该处追加植入支架，最终 FFR 改善至 0.79（残存的压力阶差多位于 LAD 远端）。这是 FFR 指导下实施 PCI 并改善缺血的病例。

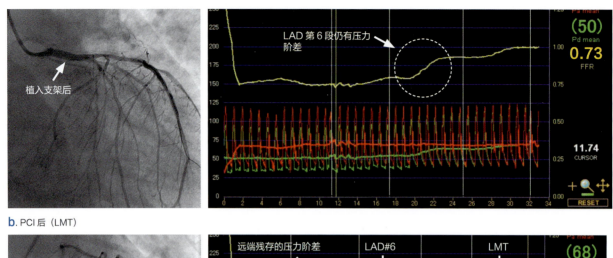

b. PCI 后（LMT）

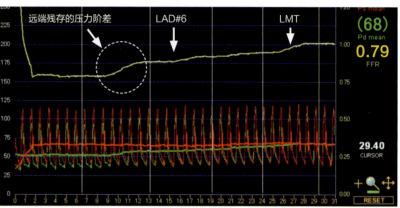

c. PCI 后（LMT+LAD）

图 7-36 （续）

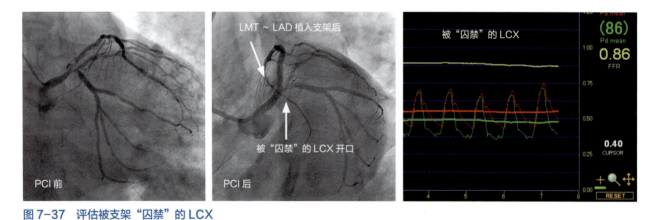

图 7-37 评估被支架"囚禁"的 LCX

被支架"囚禁"的分支开口可见严重狭窄，但测定 FFR 提示无有意义的压力阶差，因此未对分支进行追加治疗（LCX 的 FFR 为 0.86）。

4

粟田政樹　日本关西灾难救援医院循环内科

冠状动脉血管镜

现在使用的冠状动脉血管镜分为非血流阻断型和血流阻断型。本文介绍其各自的特点、操作方法和注意事项。

首先掌握以下要点

1 准确调整焦距和白平衡。

2 使用非血流阻断型血管镜时，用低分子右旋糖酐作为灌洗液。

3 使用血流阻断型血管镜时，灌洗液要使用乳酸林格氏液等细胞外液制剂。

4 使用血流阻断型血管镜观察时，注意不要让纤维导管堵塞显像腔开口部（图 7-44）。

5 使用血管镜记录影像时，建议同时记录声音和透视的图像，以便之后回看时能够明确冠状动脉的病变部位。

非血流阻断型血管镜导管和血流阻断型血管镜导管

● 要了解非血流阻断型血管镜导管和血流阻断型血管镜导管有其各自不同的特点（图 7-38，表 7-11）。

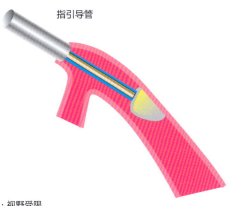

指引导管

· 视野受限
· 观察时间几乎没有限制
· 从血管远端开始，利用手动回拉观察
· 与血栓抽吸导管合用可以前后反复观察

a. 非血流阻断型

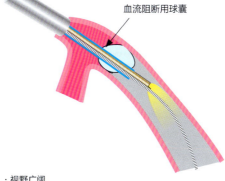

指引导管

血流阻断用球囊

· 视野广阔
· 观察时间受限
· 成像导管是单轨型，可以前后反复观察

b. 血流阻断型

图 7-38　非血流阻断型血管镜导管和血流阻断型血管镜导管的比较

（由 atHeart Medical 公司提供）

表 7-11 血管镜的种类和特点

商品名	Visible	Full View NEO （原Vecmova NEO）
制造商	Fiber Tech公司	
类型	非血流阻断型	血流阻断型
外径	2.25Fr	4.5Fr（指引导丝slider部） 5.3Fr（导管部）
图像光纤像素值	6000像素	3000像素
血流阻断球囊	无	有（最大直径8mm）
显像端口	无	有
对应指引导管	可用6Fr导管	如果内径为0.073in， 即使6Fr导管也可用
备注	需要外径为4Fr的指引导管	双单轨型

非血流阻断型

将非血流阻断型血管镜送入冠状动脉的 Probing 导管

● Probing 导管是带有 2.8Fr 内芯的、外鞘为 4Fr 的子母导管（图 7-39）。

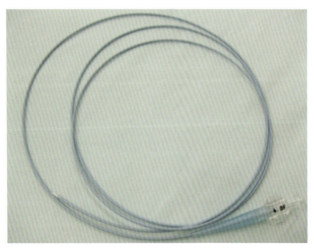

a. Probing 导管外观

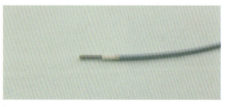

b. Probing 导管头端

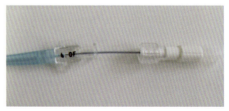

c. Probing 导管外鞘和内芯

图 7-39 Probing 导管

（由 Intertech Medicals 公司提供）

光纤导管的送入方法

- 类似 over-the-wire 导管，经由 0.014in 的指引导丝，将 Probing 导管送至冠脉远端，之后将导丝和内芯一起拔除（图 7-40a），然后将 Y 接头与外鞘连接（图 7-40b），送入光纤导管。

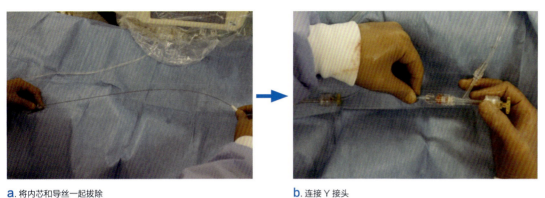

a. 将内芯和导丝一起拔除

b. 连接 Y 接头

图 7-40　光纤导管送入示意图

一点儿建议

- 操作血管镜时，需给予 5000 单位肝素。
- 拔除内芯时，可能会从外鞘进入空气，因此要缓慢拔除，或于外鞘的接头处一边滴注肝素生理盐水一边拔除，可以避免吸入空气。

- 送入光纤导管时，要边在透视下确认导管的不透光标记边送入光纤导管，避免其从 Probing 导管弹出进入冠状动脉内（图 7-41）。

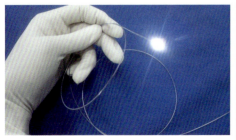

a. 光纤导管 visible 的外观
（由 Intertech medicals 公司提供）

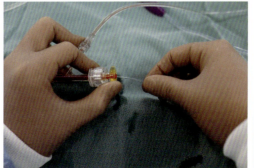

b. 将光纤导管经由 Y 接头送入外鞘

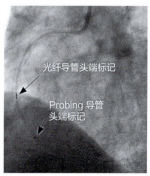

c. Probing 导管和光纤导管头端的不透光标记

图 7-41　送入光纤导管

血管镜的操作

● 助手通过 Probing 导管和光纤导管的间隙推注低分子右旋糖酐进行显像。为了避免光纤导管不会突然弹入冠状动脉内，要一边仔细观察血管镜图像，一边将 Probing 导管手动回撤（图 7-42a）。

● 显像时，要以恒定的速度和压力推注低分子右旋糖酐（图 7-42b）。用力推注会使导管头端出现血液湍流现象（图 7-42c）。

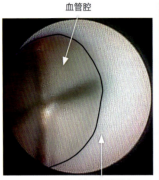

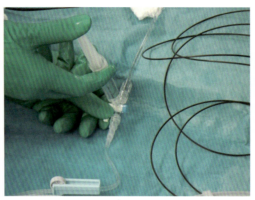
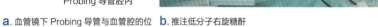
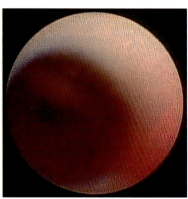

血管腔

Probing 导管腔内

a. 血管镜下 Probing 导管与血管腔的位置关系　**b.** 推注低分子右旋糖酐　　　　　**c.** 血液湍流的图像

图 7-42　血管镜操作实例

> **重　点 ！**
>
> ● Probing 导管的内芯拔除后，避免再推送入外鞘，以防损伤血管。

使用非血流阻断型血管镜获得良好图像的技巧

● 有时因血管粗大或血管走行的不同，导致 Probing 导管和血管处于同轴状态，无法排除视野内的血液。这种情况下，将光纤导管略回撤，使 Probing 导管指向血管壁即可获得良好的图像。

● 另外，可用血栓抽吸导管替代 Probing 导管，此时可在不拔除指引导丝的情况下进行观察。EXPORT®XT（Metoronic 公司）的头端是半透明的，可以通过头端来观察血管腔（图 7-43）。

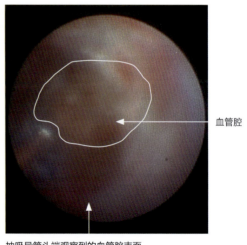

血管腔

抽吸导管头端观察到的血管腔表面

图 7-43　血栓抽吸导管 EXPORT®XT 获得的图像

市川稔（日本东大阪市立综合医院心内科参事部长）友情提供

血流阻断型

血流阻断型血管镜导管的操作

- Vecmova NEO 的结构有些复杂，详细信息请参阅其他出版物。
- 该导管为单轨导管。先将 0.014in 的导丝送入导丝腔（图 7-44a →）。
- 为避免光纤导管头端污染或破损，要在 Y 接头开放的状态下送入（图 7-44b）。

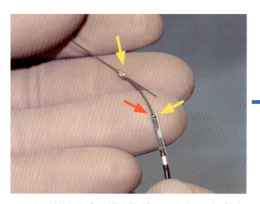

a. 导丝通过的部位（两处黄色箭头）和显像腔开口部（红色箭头）

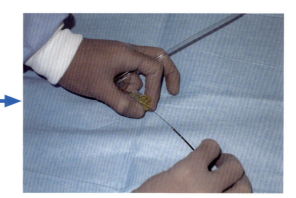

b. 通过 Y 接头送入

图 7-44　送入 Vecmova NEO 的示范

血管镜显像和球囊扩张

- 用血管镜显像时需使用乳酸林格氏液等细胞外液制剂作为灌洗液。由于其钾离子浓度与血液相似，故仅会引起轻微的 ST 改变、QT 间期延长和胸部不适。观察时灌洗液推注分为自动注射和手动注射两种。
- 自动注射时以 0.77mL/s 的速度推入 [设定最大速度为 1.0mL/s，最大耐受压为 100psi（1psi=6894.76Pa）]。
- 在透视下，将不透光标记送至欲观察的血管近端（图 7-45a）。准备开始观察的同时，球囊缓慢扩张，直到血流被阻断并获得最佳视野（图 7-45b）。

注意事项

球囊应放置在轻度动脉硬化或分叉以外的地方。另外，要缓慢加压，以免球囊过度扩张。

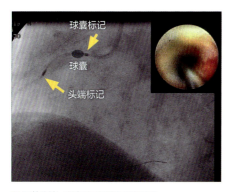

球囊标记

球囊

头端标记

a. 导管头端、球囊和不透光标记的位置

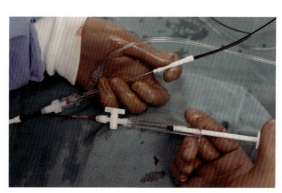

b. 球囊扩张

图 7-45　血管镜显像和球囊扩张

滑杆的操作

● 用球囊阻断血流后应迅速操作近端的滑杆进行观察（图7-46）。

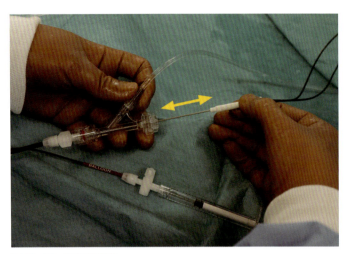

图 7-46　滑杆的操作

> **重点！**
>
> ● 当观察血栓等柔软物体时，可能会发生血管镜导管引起的组织形态改变。将导管送至欲观察部位的近端，通过先前进再后退的方法，可以将血管镜对组织的影响最小化。

使用血流阻断型血管镜的注意事项

● 如果显像腔开口部（图7-44a）被光纤导管头端堵塞，会导致显像腔压力上升，引起导管破损。为了避免显像腔开口部堵塞，应禁止过度回拉。

● 另外，反复观察时，有时会造成指引导丝和光纤导管缠绕（图7-47）。光纤导管前进后退不畅时，需撤出指引导管，确认是否缠绕。

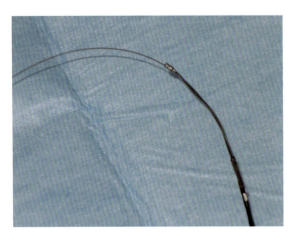

图 7-47　指引导丝和光纤导管缠绕

> **重点！**
>
> ● 使用血管镜记录影像时，建议同时记录声音和透视的图像，以便之后回看时能够明确冠状动脉病变的部位。

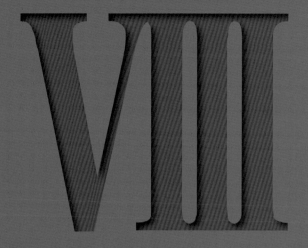

微导管技术

朴沢英成　日本绫濑循环医院循环内科

微导管技术

微导管技术对于严重复杂病变的 PCI 是非常必要的。虽然最近指引导丝的性能有很大的提高，但如果没有微导管的辅助，很多病例导丝仍无法选择性地进入远端的血管。本文拟介绍何种病变需要使用微导管技术及特殊微导管 ASAHI Corsair 和 Crusade® 的结构和操作方法。

Point

首先掌握以下要点

1 了解微导管技术的优势。

2 掌握微导管 ASAHI Corsair 的操作方法。

3 掌握微导管 Crusade® 的操作方法。

微导管的种类和特点

- 微导管主要分为通过冠状动脉狭窄处的穿通微导管和造影用的微导管两种。
- 通过冠状动脉狭窄处的穿通微导管主要有 Navicas®（Terumo 公司）、Finecross® MG（Terumo 公司）、Crusade®（Kaneka medics 公司）、ASAHI Corsair（Asahi Intech 公司）和 Tornus（Asahi Intech 公司）等。
- 血管造影用的微导管主要有 SCIMED Excelsior™（Boston Scientific 公司）、Acroba®（Kaneka medics 公司）、TRANSIT®2（Johnson & Johnson 公司）和 PROWLER®（Johnson & Johnson 公司）等。
- 微导管（图 8-1）与 over-the-wire（OTW）型球囊导管相比，由于头端没有球囊，所以具有很好的柔软性和血管追踪性。另外，近年又开发了具有良好通过性的微导管，适用于严重迂曲、钙化和 CTO 等复杂病变。
- 本文介绍普通微导管和特殊穿通微导管（如 ASAHI Corsair 和 Crusade®）的结构特点和操作方法。

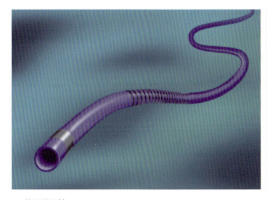

a. 普通微导管   **b**. SCIMED Excelsior™ 的头端图像

图 8-1   微导管

（由 Boston Scientific 公司提供）

使用微导管的目的

提高指引导丝的可操控性、强化支撑力

- 微导管对高难度复杂病变，尤其是 CTO 病变是不可或缺的技术手段。
- 有了微导管的辅助（图 8-2），指引导丝的可操控性明显提高。另外，除增加对导丝的支撑外，也可增加对指引导管的支撑。

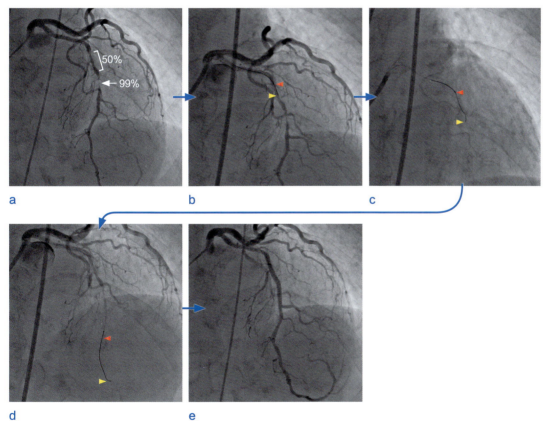

a   b   c

d   e

图 8-2   加强指引导丝的可操控性、强化支撑力，交换指引导丝

a：对 LAD（第 7 段）狭窄 99% 的病变实施 PCI：靶病变近端狭窄 50% 并伴有钙化。
b：仅导丝到达靶病变近端，其可操控性差，利用微导管（▲）辅助可增加导丝的可操控性（▲）。
c：以此提高导丝的灵活性。
d：进入血管远端后，微导管通过病变后再换成强支撑力的导丝。
e：支架植入后最终造影结果。

- 将微导管送至病变近端后操作导丝，可以减少导丝头端的摆动，提高导丝选择性进入血管的能力。另外，由于减少了阻力，扭矩力可以更好地传递到导丝头端。
- 对于富含纤维成分的较硬病变或 CTO 病变，微导管可以送至距导丝头端 3～5mm 处，以增加头端负荷，使导丝更易通过病变，但此时要注意导丝性能的改变。

利用微导管穿通狭窄病变

- 对高难度复杂病变或 CTO 病变施行 PCI 时，指引导丝通过后，有时球囊导管通过比较困难，此时可以利用微导管穿通病变，扩大狭窄部位的横截面积，从而使得 1.25mm 或 1.5mm 的小直径球囊可以通过。
- 穿通冠状动脉严重狭窄部位的特殊微导管，例如"ASAHI Corsair"是将不锈钢丝编成螺旋状的金属导管，"Tornus"是具有三重螺旋结构的金属导管。前者详见后述的"特殊微导管 ASAHI Corsair 的结构及操作方法"（p.120-124），后者可参考"器械送入困难的解决方法：Tornus 微导管"（p.157-162）。

利用微导管调整指引导丝头端的弧度，交换导丝

- 在留置微导管的基础上，可以反复调整导丝头端的弧度，以便使导丝更容易选择性地进入远端血管。另外，导丝通过病变后，可通过穿通微导管将其交换为更安全的软头导丝或强支撑导丝（图 8-3）。

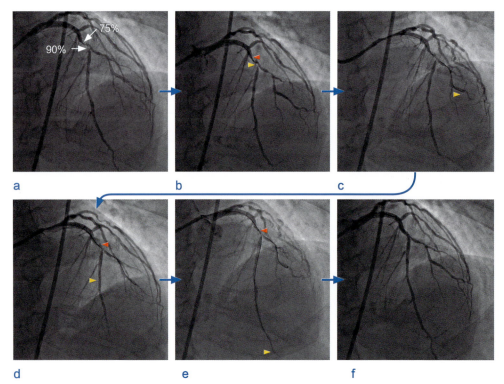

图 8-3　调整指引导丝头端的弧度，穿过狭窄病变

a：对 LAD（第 7 段）90% 狭窄的病变实施 PCI：可见靶病变近端狭窄约 75%，伴有迂曲。
b：在微导管（▲）的支撑下，指引导丝（▲）仅能进入第 2 对角支。
c：第一根导丝留置在第 2 对角支后，迂曲血管被拉直，病变形状发生了变化。
d：第二根导丝在微导管的支撑下数次塑形后，最终成功穿过病变。
e：反复操作微导管穿通病变后造影。可见血管被拉直，病变形态进一步改变。
f：支架植入后的造影结果。

利用微导管选择性地给药和对侧造影

● PCI 中，远端栓塞会导致慢血流或无复流，可以选择性地在相关冠状动脉内送入微导管，通过前端给予硝普钠（nitroprusside）、尼可地尔（Nicorandil）等血管扩张剂或溶栓药。

● 另外，对 CTO 病变实施 PCI 时，可以在分支血管留置微导管，实现选择性地对侧造影，以减少造影剂用量。

利用微导管对冠状动脉穿孔进行止血

● 指引导丝导致冠状动脉穿孔时，可将微导管送到穿孔血管处嵌住，或是通过持续吸引使穿孔周围的血管塌陷来止血[1]（图 8-4），也可以使用自体血栓、脂肪、海绵凝胶或线圈对穿孔的冠状动脉进行止血。

[1] 那须贤哉，土金悦夫：Micro-catheter. Heart View 12：66-67, 2006.

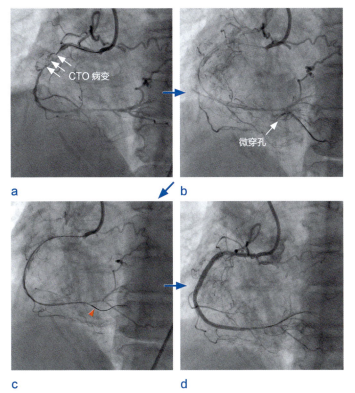

图 8-4　对冠脉穿孔进行止血

a：对 RCA（第 1 段）CTO 病变实施 PCI。
b：Conquest Pro（Asahi Intecc 公司）导致的微穿孔。
c：指引导丝送至穿孔血管，留置微导管（▲），通过持续吸引使穿孔周围的血管塌陷进行止血。
d：支架植入后造影，确认已止血。

ASAHI Corsair 微导管的结构及特点

● 作为通道扩张器（Channel dilator）而研发制造出来的"ASAHI Corsair"微导管[2]，是由8根细钢丝和2根粗钢丝合计10根不锈钢丝编成的螺旋状金属导管（图8-5）[3]，它的头端为锥形柔软头端（图8-6），从头端开始到60cm推送杆的部分有亲水涂层，具有良好的通过性和追踪性（图8-7）。

[2] Tsuchigane E: Tokyo Percutaneous cardiovascular Intervention Conference 2009. Syllabus: 54–57, 2009.

[3] Kimura M, Tsuchigane E: Corsair Registry. Coronary Intervention 3: 32–36, 2010.

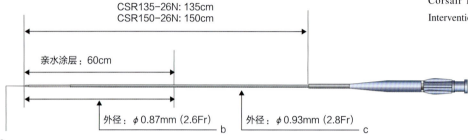

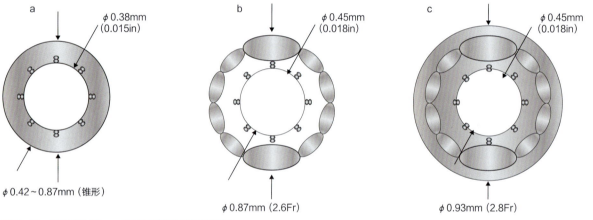

图8-5　ASAHI Corsair 微导管推送杆的结构

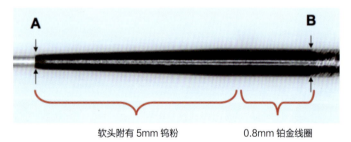

a. 头端外径（A）：0.42mm（0.016in）；远端外径（B）：0.87mm（0.034in）

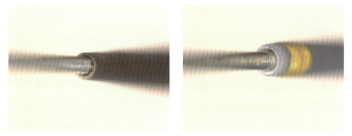

b. ASAHI Corsair　　　c. 微导管

图8-6　ASAHI Corsair 微导管头端图像

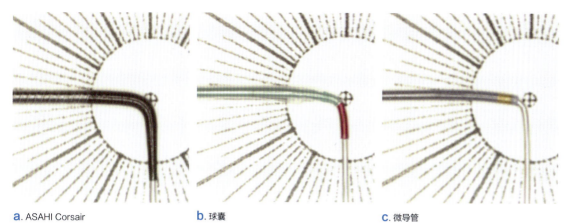

a. ASAHI Corsair　　　　b. 球囊　　　　　　c. 微导管

图 8-7　ASAHI Corsair 微导管头端功能

a：头端追踪试验中，由于 ASAHI Corsair 微导管是锥形软头结构，因此在严重迂曲病变中追踪性良好。

b、c：常规的 over-the-wire 球囊和微导管。

ASAHI Corsair 微导管的操作方法

- 与以往的穿通导管不同，由于其增加了扭矩旋转，可以减少与血管的摩擦抵抗，容易向前推进。
- 旋转操作时，无论顺时针方向还是逆时针方向，同一方向的旋转次数不要超过 10 次（图 8-8）。

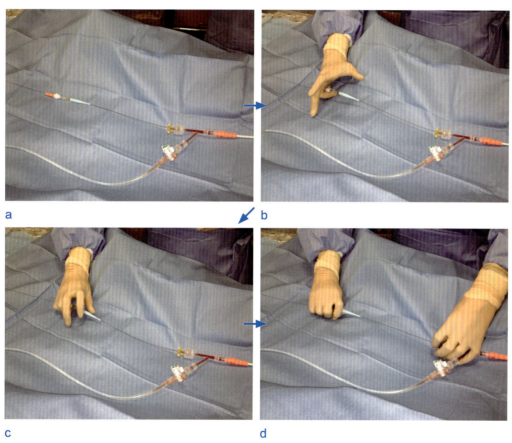

a

b

c

d

图 8-8　ASAHI Corsair 微导管的旋转方法

a：将旋钮与 ASAHI Corsair 微导管推送杆紧密连接。

b：用右手小指、无名指或中指握住旋钮。

c：用右手食指和大拇指捏住 ASAHI Corsair 微导管推送杆。

d：以右手食指和大拇指为主旋转 ASAHI Corsair 微导管，左手食指和大拇指也可以辅助旋转。

- 旋转后，不要立刻反方向旋转，要等待数秒，使手头的扭矩力向头端传导完毕。
- 近来，在 CTO 病变中，ASAHI Corsair 微导管不仅可以作为逆向治疗[4-6]（图 8-9）的通道扩张器，也可以在正向治疗[7]（图 8-10、图 8-11）时作为穿通导管使用。
- 微导管的退出方法有三种：球囊压迫法、Nanto 法及延长导丝法。但是 ASAHI Corsair 微导管内腔的涂层剥离后会增加摩擦阻力，如使用 Nanto 法，压力泵的压力 10～12atm 可能还不够，有时需要 15atm 以上的压力。

[4] Kimura M, Katoh O: Coronary Intervention 4: 83–88, 2008.

[5] Di Mario C, Barlisi P, Tanigawa J, et al: Retrograde approach to coronary chronic total occlusions: preliminary single European centre experience. EuroIntervtention 3: 181–187, 2007.

[6] Surmely JF, Tsuchikane E, Katoh O, et al: New concept for CTO recanalization using controlled antegrade and retrograde subintimal tracking: the CART technique. J Invasive Cardiol 18: 334–338, 2006.

[7] Tsuchikane E, Katoh O, Kimura M, et al: The first clinical experience with a novel catheter for collateral channel tracking in retrograde approach for chronic coronary total occlusions. JACC Cardiovasc Interv 3: 165–171, 2010.

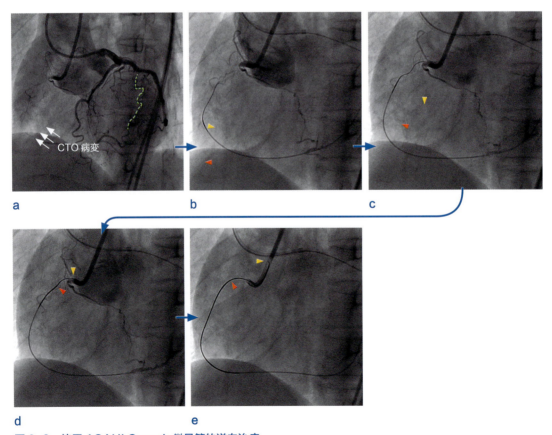

图 8-9　使用 ASAHI Corsair 微导管的逆向治疗

a：对 RCA（第 1 段）CTO 病变实施 PCI，侧支循环（---）：从 LCX 到心房支 Rentrop 侧支循环分级为 2 级，血管严重迂曲。

b：逆向治疗时，使用 ASAHI Fielder XT-R（Asahi Intecc 公司）指引导丝（▲），在 ASAHI Corsair 微导管（▲）的支撑下，导丝逆行穿过有严重迂曲的侧支循环，进入 CTO 病变。

c、d：向前移动 ASAHI Corsair 微导管，穿过 CTO 病变。

e：交换 Miracle 3（Asahi Intecc 公司）导丝，成功通过病变后，将导丝和 ASAHI Corsair 微导管送入指引导管。

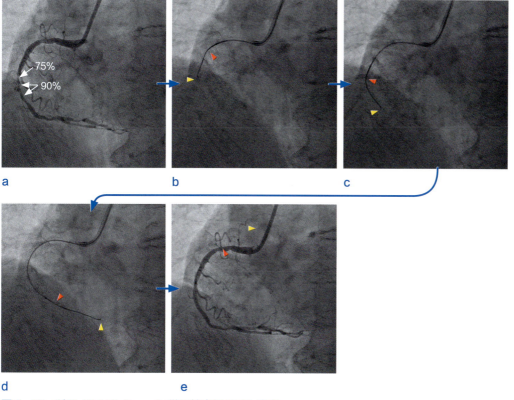

图 8-10　利用 ASAHI Corsair 微导管穿通 CTO 病变

a：对 RCA（第 2 段）99% 狭窄的长病变实施 PCI。
b：在 ASAHI Corsair 微导管（▲）的支撑下，操控指引导丝（▲）。
c：若导丝操控性差，可将 ASAHI Corsair 微导管进一步推送至病变处。
d：若导丝仍有较大阻力，可利用 ASAHI Corsair 微导管穿通病变，使导丝容易到达血管远端。
e：支架植入后的造影结果。

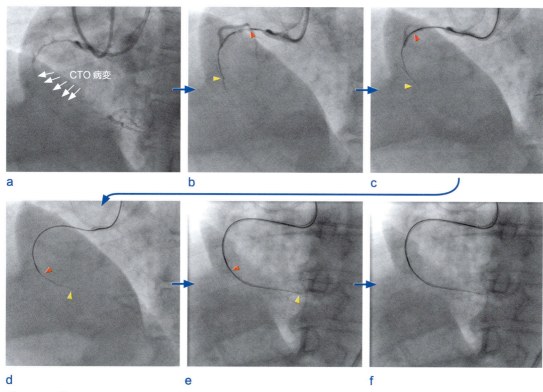

图 8-11　使用 ASAHI Corsair 微导管增加支撑力

a：对 RCA（第 2 段）CTO 病变及 RCA 近端（第 1 段）狭窄 90% 的长病变实施 PCI。
b：ASAHI Corsair 微导管（▲）穿出指引导管后留置于病变近端，指引导丝（▲）进入 CTO 病变开口处。
c：将 ASAHI Corsair 微导管送入 RCA（第 1 段）内。
d：将 ASAHI Corsair 微导管进一步推送至 CTO 病变的开口处。
e：利用平行导丝技术，使用 Conquest Pro 导丝穿通病变。
f：支架植入后的造影结果。

使用 ASAHI Corsair 微导管的注意事项

- 处理狭窄病变和闭塞病变时，若 ASAHI Corsair 微导管无法继续前行或者当指引导丝无法移动时，必须停止旋转操作并拔除导管。
- 若在强阻力下继续旋转操作，由于亲水涂层的剥离，会导致导管性能下降，锥形头端或推送杆破损，甚至有可能导致头端断裂。
- 特别是在严重钙化的病变处，亲水涂层的剥离会导致导管性能下降、头端堆叠，进一步旋转操作可导致 ASAHI Corsair 微导管破损（图 8-12a）。若继续强行旋转，可导致头端完全断裂（图 8-12b）。

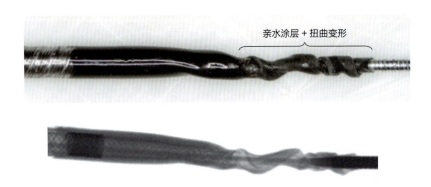

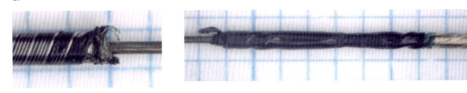

图 8-12　ASAHI Corsair 微导管头端结构破损

a：ASAHI Corsair 微导管头端嵌顿的情况下，若继续旋转会破坏微导管内部的螺旋结构，导致内腔变形及金属丝堆积。
b：进一步旋转，头端断裂。

一点儿建议

- 旋转操作 ASAHI Corsair 微导管时，同一方向的旋转最多 10 次！旋转后，不要立刻反方向旋转，要等待数秒！

- 旋转操作时若感到阻力，或者操作时间过长，要确认导丝的活动度。

特殊微导管 Crusade® 的结构及操作方法

微导管 Crusade® 的结构及特点

- Crusade® 为双腔微导管，其头端是单轨结构，推送杆的部分是 over-the-wire 结构（图 8-13a）。over-the-wire 腔位于 2 个不透过 X 线标记的中央，距头端 6.5mm 处有一侧孔（图 8-13b）。
- Crusade® 微导管分为标准型、加硬型和多标记型 3 种。通常使用标准型微导管，但使用硬导丝时，应选择加硬型微导管。

- 标准型 Crusade® 微导管头端呈锥形，杆的外径由 3.2Fr → 3.1Fr → 2.9Fr 逐渐变细，加硬型微导管外径无明显过渡，为 3.2Fr。

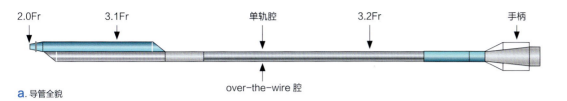

a. 导管全貌

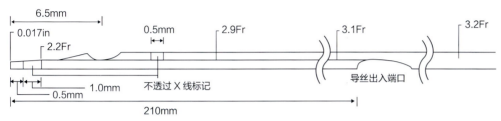

b. 头端结构（标准型）

图 8-13 微导管 Crusade® 的结构

a：将第一根导丝送入单轨腔、第二根导丝送入 over-the-wire 腔，第二根导丝可以获得更好的支撑力和通过性。

b：微导管 Crusade® 有标准型、加硬型和多标记型 3 种。通常使用标准型，但使用硬导丝时，应选择加硬型微导管。标准型微导管的杆如图所示，由 3.2Fr → 3.1Fr → 2.9Fr 逐渐变细，加硬型微导管外径无明显过渡，为 3.2Fr。

微导管 Crusade® 的操作方法

- 将第一根导丝送入单轨腔、第二根导丝送入 over-the-wire 腔，第二根导丝可以获得更好的支撑力和通过性。Crusade® 不仅能进行导丝交换和头端塑形，还能增加指引导管的稳定性。
- Crusade® 在分叉病变需要分支保护及在分叉部植入支架时，可以发挥很好的作用，具体操作方法见图 8-14。
- 支架近端贴壁不良时，指引导丝易穿过支架梁进入其外侧，故当扩张分支血管或实施球囊对吻时，易发生支架变形。
- 因此，通过使用微导管 Crusade®，可以确保指引导丝从支架内进入分支血管，对于安全实施 PCI 是非常有帮助的。
- 近端血管存在严重迂曲、钙化或弥漫性病变时，球囊和支架难以通过。此时如微导管 Crusade® 可以通过，可以利用 buddy wire 技术（图 8-15），轻松地将第二根导丝平行送至与第一根导丝相同的血管，从而辅助球囊和支架通过，也可以进入病变远端的分支血管。
- 对于 CTO 病变，需要高超的指引导丝操控技术。微导管 Crusade® 可以保证导丝的同轴性，增强导丝的支撑力，提高平行导丝技术的操控性和成功率（图 8-16）。
- 利用前述的 buddy wire 技术、平行导丝技术等双导丝技术时，微导管 Crusade® 的优点在于指引导丝通过的是不同的腔，可以避免导丝缠绕。
- 另外，分支血管的分叉角度呈比直角大的"U"字形时，使用普通的微导管，因导丝较难进入分支，难以对其进行保护，容易造成分支闭塞。

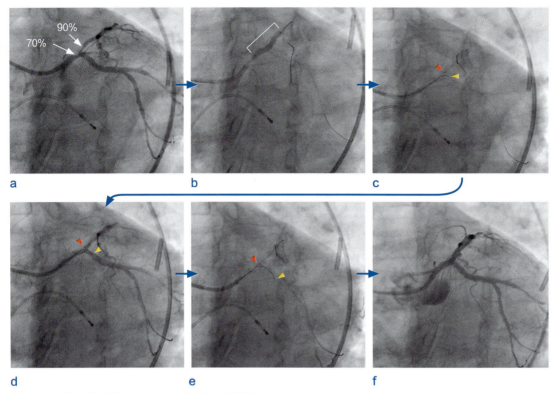

图 8-14　使用微导管 Crusade® 进入分支血管的方法

a：对 LMT（第 5 段）70% 和 LAD（第 6 段）90% 的狭窄病变实施 PCI。

b：从 LMT 至 LAD 植入支架时，LCX 处于被支架"囚禁"状态。

c：微导管 Crusade®（▲）一旦进入 LAD，将指引导丝（▲）从 over-the-wire 腔头端回撤至 LMT。

d：边造影，边将导丝送至被"囚禁"的 LCX 远端。

e：进一步将导丝送入远端。

f：实施球囊对吻技术后的造影结果。

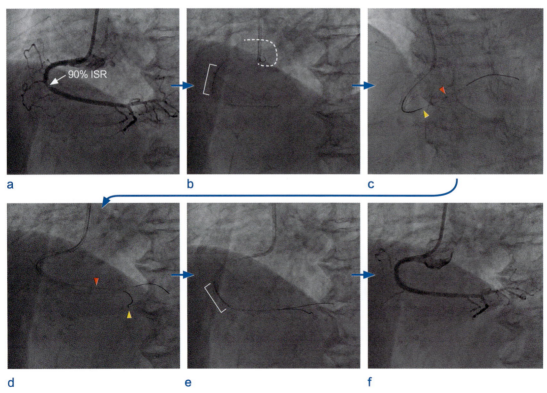

图 8-15　使用微导管 Crusade® 的 buddy wire 技术

a：对 RCA（第 2 段）90% 的支架内再狭窄病变实施 PCI。

b：指引导管的支撑力欠佳，支架不能送至病变处。

c、d：使用微导管 Crusade®（▲），确保第二根指引导丝（▲）通过支架梁。

e：利用 buddy wire 技术成功推送支架至病变部位。

f：支架植入后的造影结果。

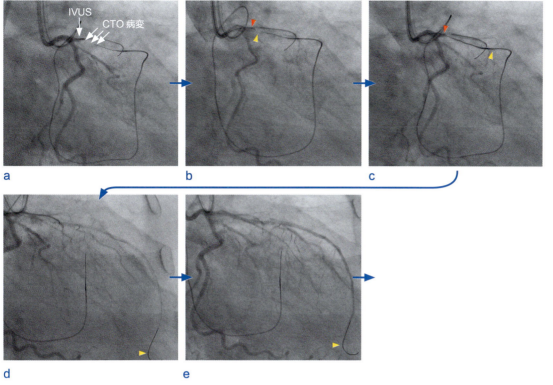

a

b

c

d

e

图 8-16　利用微导管 Crusade® 获得更好的同轴性

a：LAD（第 6 段）CTO 病例。无法判断 CTO 病变的开口部位，利用进入分支的导丝进行 IVUS 检查（采用逆向方法，已经将指引导丝送至 CTO 病变出口）。

b：微导管 Crusade®（▲）提供同轴性的基础上，送入指引导丝（▲）。

c、d：导丝成功通过病变。

e：确认导丝位于远端血管真腔。

● 在一些病例中，使用微导管 Crusade® 完成的反向导丝技术 [8] 是非常必要的。这需要事先理解和熟悉指引导丝的塑形（图 8-17）和操控技术（图 8-18）。

● 微导管退出的方法有球囊压迫法、Nanto 法和延长导丝法，任何一种方法都可以使用。但是 Nanto 法、延长导丝法有些复杂，在熟练掌握之前，球囊压迫法是最可靠的。

[8] Sumitsuji S：微导管 Crusade 的使用方法 . CCT Luncheon Seminar, 2010.

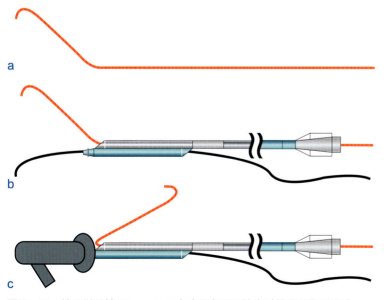

a

b

c

图 8-17　使用微导管 Crusade® 完成反向导丝技术时的导丝塑形方法

a：将反向导丝在距导丝头端的 2~3cm 处做成 45° 的弯曲。

b：将主支血管导丝送入单轨腔，反向导丝送入 over-the-wire 腔。

c：把反向导丝反折后送入指引导管内。

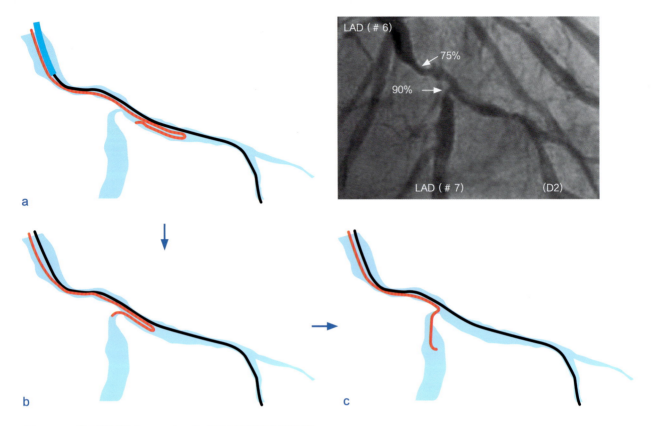

图 8-18　使用微导管 Crusade® 完成反向导丝技术的示例

a：反向导丝通过分叉部位后，将微导管 Crusade® 回撤。

b：缓慢旋转导丝，使其头端朝向分支血管方向。

c：将反向导丝的折弯部拉至分支开口并送入分支血管内。

图中冠状动脉造影结果显示，LAD 为 90% 狭窄并伴有严重迂曲的病变，呈"U"字形，此时反向导丝
技术是不可或缺的。

重　点！

- 微导管 Crusade® 虽然结构简单，但可在其辅助下推送导丝进入分支血管，也可利用其完成 CTO 病
  变中的平行导丝技术或反向导丝技术等。

结语

- 以上介绍了常用微导管及特殊微导管 ASAHI Corsair、Crusade® 的结构和操作方
  法。目前，尽管指引导丝的性能显著提升，但在很多情况下，缺少微导管辅助导丝
  就无法进入远端血管。如果指引导丝都无法通过病变，那么 PCI 是不能成功的。
- 掌握微导管的使用方法，可安全有效地对复杂病变进行 PCI。

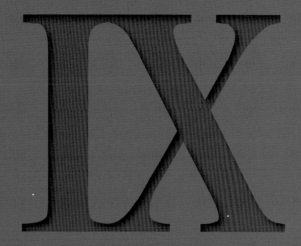

旋磨术

栗山根廣，柴田剛德　日本宫崎市郡医师会医院循环内科

IX

旋磨术

1

旋磨术

旋磨术主要用于冠状动脉钙化病变，通过旋磨斑块形成新的通道，方便后续治疗器械的通过，有利于支架的扩张和贴壁，旋磨术对严重的钙化病变是不可缺少的治疗手段。

Point

首先掌握
以下要点

1 了解旋磨术的设备和器械。

2 术者自行操控旋磨头进行旋磨。

3 掌握旋磨术的适应证。

4 掌握在药物洗脱支架（DES）时代旋磨术的优势。

5 掌握旋磨术并发症的预防和处理。

旋磨术的设备和器械

旋磨术必备的设备

● 如图 9-1 所示，旋磨术的设备由推进器、操纵控制台、脚踏控制板组成，并需专用的指引导丝及压缩氮气瓶。

旋磨头和指引导管

● 旋磨头的尺寸为 1.25～2.5mm，根据病变及手术策略不同选择不同尺寸的旋磨头（图 9-2）。旋磨头的大小受限于指引导管内径，一般来说，直径 < 1.75mm 的旋磨头可选择 6Fr 的指引导管，直径 1.75～2.00mm 的旋磨头可选择 7Fr 的指引导管，直径 > 2.00～2.25mm 的旋磨头可选择 8Fr 的指引导管。

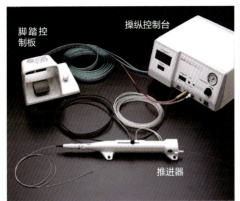

脚踏控制板
操纵控制台
推进器

图9-1 旋磨术必备的设备和器材

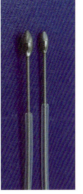

图9-2 旋磨头

<table>
<tr><td>重 点</td><td>!</td></tr>
</table>

● 弹性组织不易被旋磨头旋磨，较硬的非弹性组织易旋磨（图9-3）。

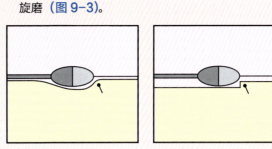

a. 弹性组织   b. 非弹性组织

图9-3 差异切割原理

设备安装方法

旋磨术的设备连接

● 从脚踏控制板分出3根管子，其中2根（蓝色和绿色）连接至操纵控制台背面，1根（粉色）连接至操纵控制台正面（DYNAGLIDE）（图9-4a）。压缩氮气通过压力调节器，由1根软管（银色）连接至操纵控制台背面（图9-4b）。

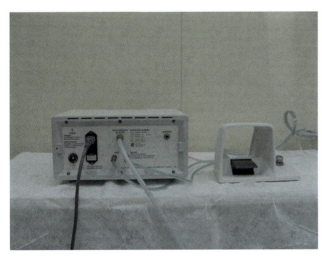

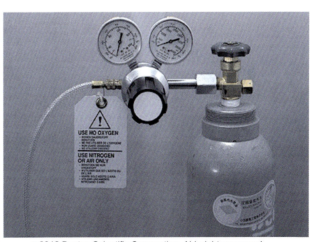

a. 操纵控制台背面及脚踏控制板

b. 带有压力调节器的压缩氮气系统

图9-4 旋磨术的设备连接

旋磨推进器的准备

● 将不同尺寸旋磨头的螺旋状驱动轴通过连接器预先连接至推进器。将气体软管（透明）及2根光纤电缆（黑色）分别连接至操纵控制台的指定位置（TURBINE及FIBER OPTIC）（图9-5）。将150~200mmHg的加压生理盐水接入至输液器，并连接到推进器的灌注孔端，以达到冷却和润滑的目的。

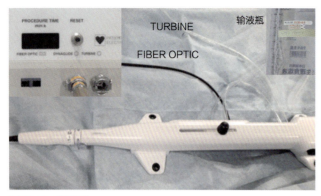

图 9-5 推进器

基本操作方法

旋磨头的推送

推送指引导丝

● 将旋磨导丝（RotaWire™ Floppy 或 RotaWire™ Extra Support，二者均源自
Boston Scientific 公司）推送至病变远端部位。由于 RotaWire™ 导丝的可操控
性较差，因此，通常先沿经皮冠状动脉腔内成形术（percutaneous transluminal
coronary angioplasty：PTCA）指引导丝送入探查导管，然后将导丝交换为旋磨
术专用的 RotaWire™ 导丝（图 9-6）。由于 RotaWire™ 导丝的头端带有一个防止
旋磨头进入血管过深的标记点，所以 RotaWire™ 导丝可以尽量推送至血管远端。

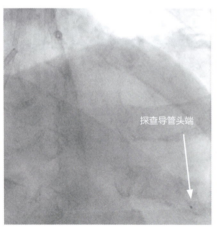
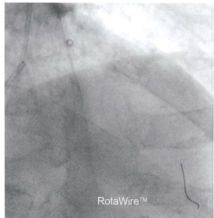

图 9-6 推送指引导丝

RotaWire™ 是选择 Floppy 还是 Extra Support？

多数病变可使用 RotaWire™ Floppy 导丝进行旋磨。如遇伴有钙化的迂曲病变，旋磨
头不能很好地进行触碰旋磨时，可使用 RotaWire™ Extra Support 导丝对病变处进
行线性消蚀。特别是对于右冠状动脉开口部的病变，RotaWire™ Extra Support 导丝
往往是一个很好的选择。此外，在某些情况下，也可根据导丝的特点进行选择。

旋磨部位的确定

● 在进行旋磨术前，最好使用 IVUS 和光学相干断层成像（optical coherence tomography，OCT）等影像设备仔细观测病变性质。但在钙化严重的情况下，成像导管本身也往往无法通过病变。此时，可根据造影结果确定需进行旋磨的病变部位及大小。考虑到旋磨后病变处发生夹层的概率极高，对于无法植入支架的小血管和迂曲血管，需谨慎仔细评估其是否具有旋磨适应证。

● 除了指引导丝无法通过的闭塞病变外，25mm 以上的长病变和成角 45° 以上的迂曲病变也禁止使用旋磨术。

旋磨转速的设置和旋磨测试

● 将旋磨头沿指引导丝推送至指引导管前方。为防止抖动，同时握持 RotaWire™ 导丝和鞘管进行测试（图 9-7）。直径 1.25~2.00mm 的旋磨头，推荐转速为 180 000r/min。一般认为，若转速超过 190 000r/min 则有导致夹层的可能。另一方面，若转速降幅超过 5 000r/min，由于过度发热等可致血管损伤、产生较大的旋磨颗粒引起缺血性并发症等，或增加旋磨头和指引导丝等出现损坏的可能性。因此，在实际操作中，根据病变和钙化的程度，通常将转速控制在 180 000~210 000r/min。踩脚踏控制板同时调整压力旋钮，使旋磨头达到所定转数。

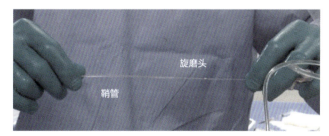

图 9-7　旋磨测试

推送旋磨头

● 助手握持 RotaWire™ 导丝，保持鞘管和推进器呈直线水平状态，术者将旋磨头推送至指引导管内，此方法虽可行，但若术者和助手步调不一致，可能发生 RotaWire™ 导丝推送过深或脱出的情况。

● 将导丝扭控夹装入对接口，即可保持 RotaWire™ 导丝位置固定不变。指引导丝头端具有一定扭矩，而后可装入对接口。由于指引导丝可形成一个缓和曲线，即使在 DYNAGLIDE 模式下的低速旋转，也可将旋磨头推送至指引导管内（图 9-8）。

● 由于在推送旋磨头的过程中会产生向前的张力，在推送前预先将推进器的旋钮以 1~2 指的程度向前移动并固定好，当旋磨头到达旋磨起始位置后，稍稍拉动旋磨头即可良好的消除张力。若张力仍存在，在旋磨开始时旋磨头可能会向前甩动而造成血管穿孔。

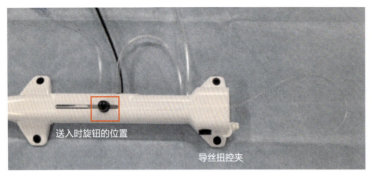

送入时旋钮的位置　　　　　　导丝扭控夹

图 9-8　在导丝扭控夹辅助下推送旋磨头

旋磨

- 旋磨初始时，先松开推进器旋钮，踩下脚踏控制板，待达到指定速度后，向前推进推进器的旋钮，对病变进行旋磨（图9-9）。此时，需时刻注意旋磨指示器和旋磨时的声音等。
- 若旋磨转速降幅过大，可更换小尺寸旋磨头，待提高转速后再次进行旋磨。
- 每次旋磨时间不应超过30s，总旋磨时间控制在5min以内。如果超过上述旋磨时间，需注意可能会出现旋磨头损坏、卡顿、头端断裂等情况。
- 在旋磨前后进行OCT检查，可清晰观察进行旋磨的钙化病变（图9-10）。

注意事项

失速

当旋磨头的转速降至15 000r/min以下时，失速指示灯亮起，并且切断向推进器供应压缩气体。此时，应立即拉回旋磨头以分析原因情况，检查气体软管和推进器主体的连接。

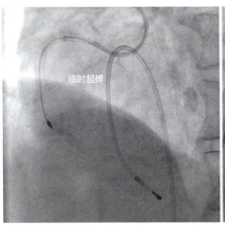
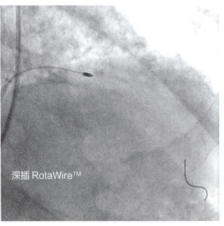

临时起搏　　　　　　深插 RotaWire™

图 9-9　旋磨病变

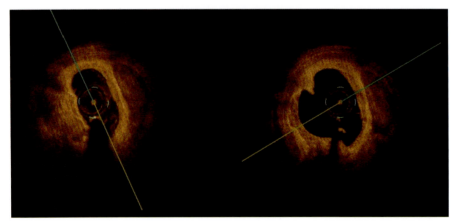

a. 旋磨前　　　　　　　　　b. 旋磨后

图 9-10　旋磨前后的 OCT 图像

一点儿建议

关于操控旋钮的速度

针对快速旋磨或慢速准确地旋磨，究竟何者为优的争论由来已久。为理解该问题，应首先知晓各自优缺点。

快速操控旋磨头，会出现旋磨头卡顿在病变中的情况，此时若进一步推进旋磨头，旋磨头会侧向移动，增加穿孔的风险。另外，由于钻石颗粒仅附着在旋磨头的前半部，若旋磨头在病变没有被充分旋磨的情况下通过，可能出现无法将旋磨头撤回的情况。而缓慢操控旋磨头，会在旋磨部位产生高热，不仅会对病变处造成热损伤，也会增加导丝断裂的可能性。同时对于迂曲病变，若在成角较大处过度旋磨，也会增加穿孔的风险。总之，需根据具体情况采用合适的速度来进行旋磨。

撤出旋磨头

● 保持 RotaWire™ 导丝和推进器呈水平同轴性的同时，在 DYNAGLIDE 模式（低转速）下固定 RotaWire™ 导丝，撤出推进器。旋磨头在旋转时，由于制动器会自动启动，所以需按下解除制动器按钮，方可撤出推进器。

● 若要更换大尺寸的旋磨头，需重复上述操作。

旋磨术的适应证

● 由于旋磨术可用于消蚀动脉粥样硬化斑块及坚硬的狭窄病变，因此钙化病变为其最佳适应证（图9-11）。

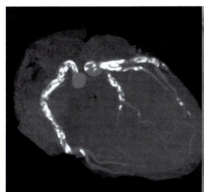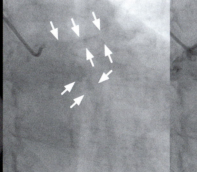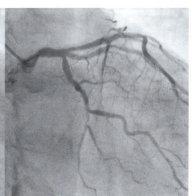

图9-11　钙化病变

药物洗脱支架（DES）时代的旋磨术

- 以前，旋磨以"debulking（斑块消蚀）"为目的，然而伴随着药物洗脱支架（drug eluting stent，DES）时代的到来，与其说是 debulking，不如说是以 plaque modification（斑块修饰）为目的，使支架能够顺畅地推送及充分地扩张。
- 另外，如图 9-12 所示，可认为其在防止病变对支架表面聚合物的损伤也具有一定意义。

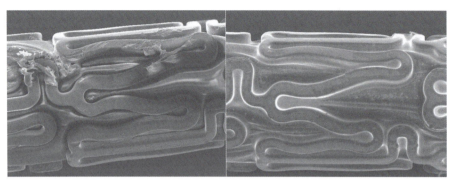

a. 旋磨前推送　　　　　　　　　　　　　**b.** 旋磨后推送

图 9-12　旋磨前后聚合物损伤的差别

并发症及其处理方法

夹层

- 若确认出现夹层后，需停止旋磨，同常规 PCI 手术一样于病变处植入支架。

房室传导阻滞

- 对右冠状动脉行旋磨术时，因出现短暂性房室传导阻滞的频率较高，通常可预先植入临时起搏器。

慢血流 / 无复流

- 旋磨颗粒或旋磨后产生的微血栓，均可能导致慢血流 / 无复流现象。大多数情况下，注射血管扩张剂（硝酸甘油、硝普钠、尼可地尔等）后可迅速改善。

冠状动脉穿孔

- 对符合适应证的病变进行旋磨时，若能早期发现穿孔，并采用球囊扩张或植入支架（在某些情况可用覆膜支架）进行对症处理，几乎不需行外科急诊手术。

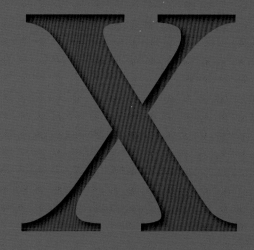

X

血栓抽吸装置及
血管远端保护装置

松下匡史郎　日本 NTT 东日本关东医院循环内科

血栓抽吸装置及血管远端保护装置

本文介绍血管远端保护装置及血栓抽吸装置的结构、使用方法及适应证。

Point

首先掌握以下要点

1 行血栓抽吸时，应选择支撑性良好的指引导管。

2 血栓抽吸时尽可能从靠近病变的部位开始。

3 血管远端保护装置包括球囊堵塞抽吸系统和导管连接滤网系统。在掌握各自特点的基础上，根据实际情况选择性应用。

血栓抽吸装置

- 行冠状动脉介入治疗过程中，因球囊扩张或植入支架扩张时，会导致病变处的血栓或动脉粥样硬化内容物部分脱落，造成血管远端栓塞，从而引起慢血流（slow flow）或无复流（no flow）。
- 血栓抽吸装置是在预先确认病变部位存在血栓的情况下，通过抽吸清除血栓，从而防止血管远端栓塞的一种装置（图 10-1）。

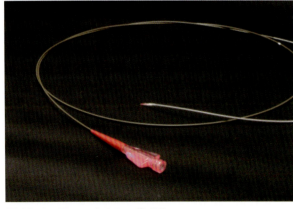 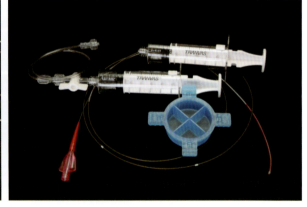

图 10-1　Thrombuster Ⅲ GR
（由 KANEKA MEDICS 公司提供）

血栓抽吸装置的基本操作

① **推送指引导丝至病变部位远端**（图 10-2）。

- 血栓抽吸装置通常比球囊更难推送到病变处。因此，如需进行血栓抽吸，建议使用支撑性更好的指引导管。
- 特别是在预测病变部位会有大量血栓或动脉粥样硬化内容物的情况下，7Fr 的大口径抽吸装置比 6Fr 的抽吸力更佳。
- 根据病例来决定指引导管的大小。

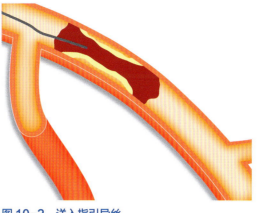

图 10-2　送入指引导丝

② **推送血栓抽吸装置，通过施以负压去除血栓**（图 10-3）。

- 在血栓抽吸装置进行反复抽吸的过程中，指引导丝会出现移动，这会增加冠状动脉穿孔的风险。
- 即使从靠近病变部位开始进行血栓抽吸，有时仅是用力抽吸血液，而无法将主要血栓抽吸出来。
- 尽可能靠近病变部位开始进行血栓抽吸。

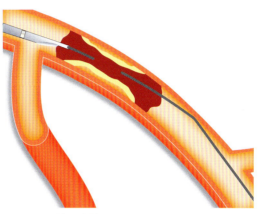

图 10-3　抽吸血栓

血栓抽吸装置的其他技巧和窍门

当器械无法推送到病变部位时

- 在使用带有通芯探针的抽吸装置时，若预先已抽出探针，那么一边重新插入探针一边推送，可以增加推送性。
- 在使用 7Fr 抽吸装置时，若无法通过病变，也可考虑直径缩小为 6Fr 的抽吸装置。各个公司的抽吸装置都是由柔性材料制成的。
- 采用 2.0mm 左右的球囊（装置本身 4.5~5.0Fr）进行经皮经典的冠状动脉球囊成形术（percutaneous old balloon angioplasty，POBA）后，行血栓抽吸。

抽吸方法

- 因血栓为固体物质，因此通过注射器缓慢抽吸血液即可将血栓吸出。
- 可前后来回缓慢移动抽吸装置，在病变部位前后进行充分抽吸。但若操作动作过快，可能会造成冠状动脉损伤。
- 因抽吸装置比一般的球囊导管粗，故可能会造成缺血。应实时监测患者心电图和血压的变化。

- 若无法通过注射器抽吸血液，可能是由于触碰到血管壁或因装置内血栓造成堵塞所致。若已将装置回撤至病变近端，仍无法从注射器中抽吸血液，此种情况可能是由装置内血栓堵塞造成的。
- 当血栓抽吸装置由指引导管内回撤时，附着在装置头端的血栓可能会脱落。
- 尤其是当病变位于左前降支时，栓子有脱落至左回旋支的风险。另外，若指引导管头端漂浮在主动脉内，则可能有发生脑梗死的风险。回撤血栓抽吸装置时，指引导管需略深插一些。

血管远端保护装置

- 血管远端保护装置的工作原理是：于球囊或植入支架过程中，在血管远端抓捕脱落下来的血栓或动脉粥样硬化斑块，防止其成为脱落至血管远端的栓塞源，避免出现慢血流 / 无复流现象。
- 血管远端保护装置主要分为球囊堵塞抽吸系统和导管连接滤网系统。

球囊堵塞抽吸系统

原理

- GuardWire® 临时封堵和抽吸系统（GuardWire®，Medtronic 公司）是直径为 0.014in 的指引导丝，其末端带有一封堵球囊，于病变远端的冠状动脉内扩张充盈后，血流被阻断，并在此状态下对病变部位行 POBA 或支架植入术。
- 在上述操作之后须使用抽吸装置，通常在封堵球囊封闭血管的状态下，对动脉粥样硬化斑块或血栓等血管远端栓塞物质进行抽吸，之后减压排空球囊（图 10-4）。

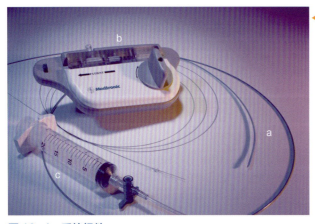

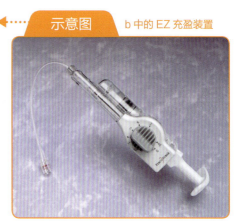

示意图　b 中的 EZ 充盈装置

图 10-4　系统组件

（由 Medtronic 公司提供）

a：封堵球囊导管。

b：EZ 适配器和 EZ 充盈装置。

c：抽吸导管。

使用方法

①**送入 GuardWire® 指引导丝**（图 10-5）。

- 将 GuardWire® **指**引导丝推送通过病变。
- 将封堵球囊置于血管病变远端。
- 将支架 / 球囊推送至指引导管开口处。
- 将导丝近端送入适配器中。

②**球囊封堵**（图 10-6）。

- 扩张充盈球囊直至完全封堵血管（在某些情况下，通常需要比参照血管直径大 0.5mm）。
- 确认完全封堵血管。

③**治疗病变部位**（图 10-7）。

- 关闭 MicroSeal® 封闭阀。
- 打开适配器，取出导丝。
- 推送介入用导管，对病变部位进行治疗。

④**抽吸栓塞物质**（图 10-8）。

⑤**排空球囊**（图 10-9）。

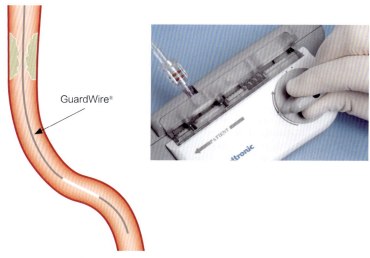

GuardWire®

图 10-5 送入 GuardWire® 指引导丝

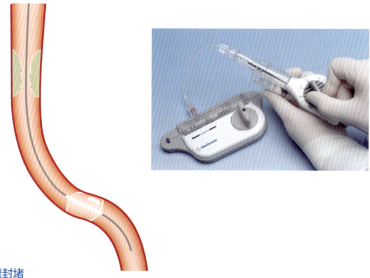

图 10-6 球囊封堵

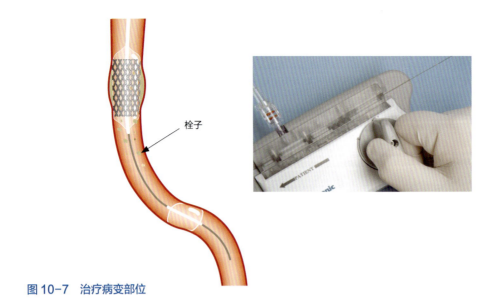

图 10-7 治疗病变部位

栓子

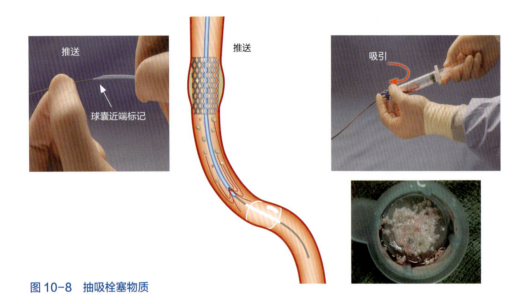

推送

推送

球囊近端标记

吸引

图 10-8 抽吸栓塞物质

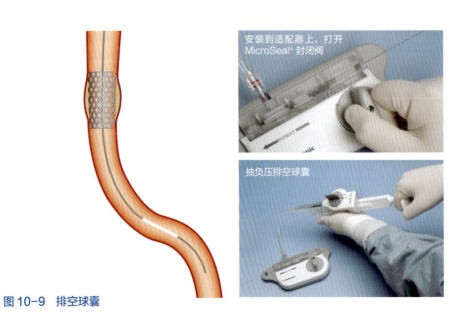

安装到适配器上，打开
MicroSeal® 封闭阀

抽负压排空球囊

图 10-9 排空球囊

GuardWire® 的技巧和窍门

- 进行体外测试，训练平稳流畅的操作方法。
- 将 GuardWire® 导丝推送至病变远端部位。由于指引导丝的操作性稍差，若强行穿过病变部位或迂曲部位，很可能会引起血管夹层。
- 封堵球囊本身顺应性比普通球囊更好，但过度扩张或快速扩张均会造成血管损伤，所以在扩张至参照血管直径大小后，在造影下确认封堵情况。
- 该装置应置于分支前，以防止栓子进入分支。
- 在封堵球囊充盈扩张过程中，血管便处于缺血状态，注意缩短缺血时间。
- 由于操作复杂，在冠状动脉中的使用机会已变少，但在脑血管或远端血管中仍是一种有效的装置，特别是对于脑血管而言，有证据表明其可以预防脑梗死，但一定要了解和学习其使用方法。

导管连接滤网系统

- 导管连接滤网系统有多个制造商生产销售。在本文中我们将介绍 FILTRAP™(Nipro 公司)(图 10-10)。
- 与 GuardWire® 相比，FILTRAP™ 的优势在于可以在血流没有被完全阻断的情况下，对病变部位行介入治疗，并且手术本身操作也很简单。
- 不仅可用于冠状动脉，在血栓量比较大的大隐静脉桥血管(saphenous vein graft, SVG)介入治疗上，也与 GuardWire® 的疗效相当。

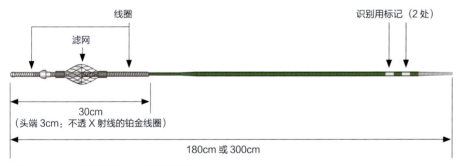

图 10-10　导管连接滤网系统的结构

导管连接滤网系统的基本操作

①将导管连接滤网穿过病变部位(图 10-11)。

- 由于 FILTRAP™ 是连同输送导管一起穿过病变部位，因此可操控性不佳。
- 若病例有血栓存在，可以先使用血栓抽吸导管清除血栓。

②撤出输送导管，张开滤网(图 10-12)。

- 因会出现栓子脱落或损伤无病变部位的风险，尽量不要移动滤网位置。

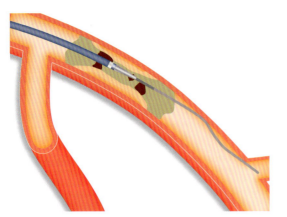

图 10-11　将导管连接滤网穿过病变

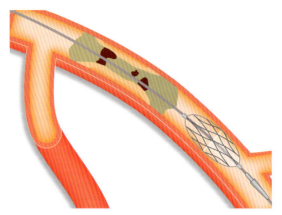

图 10-12　张开滤网

③**对病变部位进行治疗**（图 10-13）。

- FILTRAP™ 最多仅可以放置 15~30min，但为预防滤网部位形成血栓，最好确保肝素能够持续有效。
- 若病例在球囊扩张或支架植入后出现慢血流，往往是因栓子过多，但由于滤网也可能会出现堵塞情况，因此建议使用血栓抽吸装置抽吸栓子。

④**推送回收导管，收纳滤网**（图 10-14）。

- 如果回收导管卡在支架上，此时若强行拉动，会导致支架变形。可嘱患者调整呼吸，或调整指引导管及回收导管等操作来避免阻力。

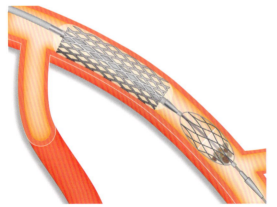

图 10-13　治疗病变部位

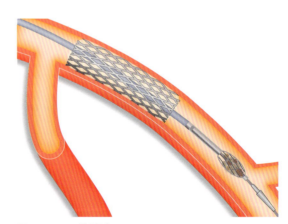

图 10-14　收纳滤网

一点儿建议

若调整指引导管及回收导管等操作仍难以收纳滤网，可使用直径为 4Fr 的子导管。若情况仍无改进，可采用血栓抽吸导管抽吸栓子后，在滤网张开着的状态下缓慢回撤。

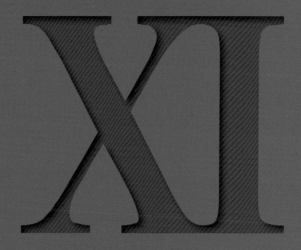

各种操作技巧

船田竜一　日本群马大学医学部附属医院循环内科

退出微导管的方法（Nanto 法、球囊锚定技术、延长导丝法）

在熟练操作前，为避免来回拉动导丝，需一边仔细观察透视画面一边缓慢操作。本文将介绍 3 种退出微导管的方法：① Nanto 法；②球囊锚定技术；③延长导丝法。

Point

首先掌握
以下要点

1 退出微导管时，需固定好指引导丝头端的位置。

2 若导丝头端送入过深，可导致冠状动脉损伤，如冠状动脉穿孔等。

3 交换亲水涂层导丝和头端较硬的导丝时，需谨慎操作。

4 球囊锚定技术是最安全可靠的。

5 注意不要将空气混入指引导管或 Y 接头内。

- 若指引导丝难以单独通过病变时，可使用微导管增加导丝的支撑力，提高导丝的可操控性，更易于进行导丝交换。

Nanto 法

使用压力泵的加压法

- 将导丝送入微导管（图 11-1）。
- 退出微导管时，需观看透视画面，并保持导丝头端位置固定不变。
- 退出微导管时，导丝可能会在冠状动脉内来回移动。若导丝头端进入冠状动脉远端过深，可导致冠状动脉损伤，如冠状动脉穿孔等。相反，若导丝退向术者则可能会被拉出血管。
- 在退出微导管前，应先用湿纱布充分擦拭指引导丝，清除血栓，减少阻力，这样可使微导管能够顺利退出（图 11-2）。

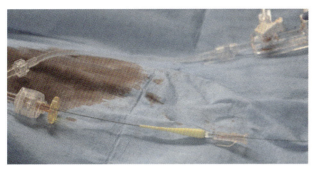

图 11-1 将导丝送入微导管

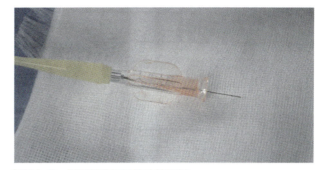

图 11-2 微导管撤至导丝头端附近

- 用手指将指引导丝末端准确送至微导管内。
- 将微导管末端稍向上，由助手缓慢地推送压力泵内的半剂量对比剂，使微导管内充满液体以防止多余空气进入，同时将微导管与压力泵连接固定好（图 11-3）。
- 此时，要确保导丝末端很好地置于压力泵中央管内。否则，导丝会卡在压力泵的连接处，导致微导管和导丝无法分离。
- 连接时尽量避免空气进入（图 11-3）。
- 成功连接至压力泵后，加压并保持在 10 ~ 12atm（图 11-4）。与此同时，打开 Y 接头的止血阀。

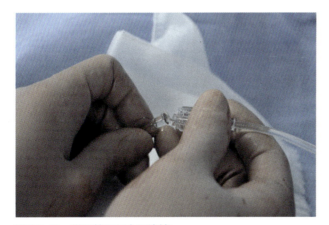

图 11-3 微导管和压力泵连接

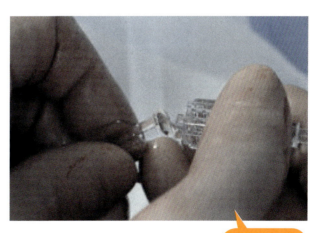

局部放大图

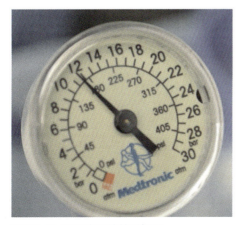

图 11-4 和压力泵连接后加压

- 如果不持续向压力泵加压，压力会自动下降，微导管将无法退出。因此，应持续加压并将压力维持在 10~12atm，直到微导管能顺利从 Y 接头退出。

- 在对压力泵加压的同时，打开 Y 接头，利用液体反向冲力使微导管自行退出。此时，若辅以外力拉动微导管，须注意导丝也可能被带出。
- 使用亲水涂层导丝时，在压力泵加压过程中，导丝可能会向冠状动脉远端移动而导致冠状动脉穿孔。必须注意，此种情况更易在 Y 接头关闭的状态下发生。头端负荷较重的导丝也有类似情况。

使用 2.5mL 注射器的方法

- 可使用 2.5mL 螺口注射器代替压力泵实施 Nanto 法（图 11-5a）。
- 连接时避免进入空气（图 11-5b）。
- 用左手牢牢固定微导管和注射器，右手加压，微导管可自行退出（图 11-5c）。使用压力泵，需要注入造影剂，而使用该方法注射器内为生理盐水，因此不需要造影剂是其最大的优点。

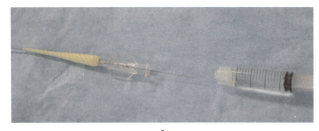

a. 注入生理盐水的 2.5mL 螺口注射器

- 微导管的退出，是利用液体反向冲力而实现的。因此在操作过程中，并不需要外力拔出微导管，而是微导管自行退出。开始加压时，在微导管自行移动后，不再需要增加压力。

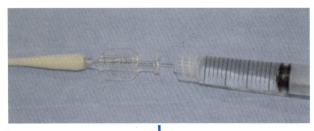

b. 连接

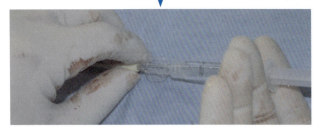

c. 牢牢固定加压

图 11-5 连接 2.5mL 注射器的过程

球囊锚定技术

- 这是一种利用球囊直接固定导丝并退出微导管的方法。导丝来回移动的概率低，这是最可靠的退出微导管的方法。基于其可靠性，成为治疗 CTO 病变的首选方法（图 11-6）。

- 可以使用直径 2.0～3.0mm 的球囊，但对于 8Fr 的指引导管，由于 2.0mm 的球囊无法完全匹配，通常会使用直径为 2.5mm 的球囊（图 11-7）。

- 由于球囊直接送入指引导管内而不是穿过导丝，因此球囊可能难以从 Y 接头送入（图 11-7）。若强行送入，可导致球囊杆变形而无法继续使用，所以需小心地将球囊送入指引导管内。

- 缓慢撤出微导管。此时如前所述，切记需用湿纱布充分擦拭指引导丝。

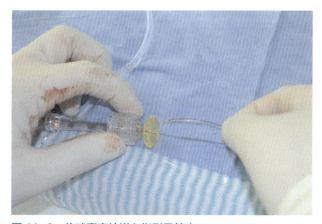

图 11-6　将球囊直接送入指引导管内

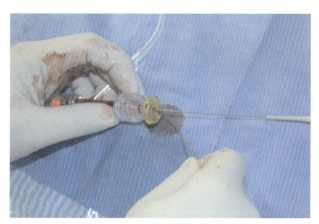

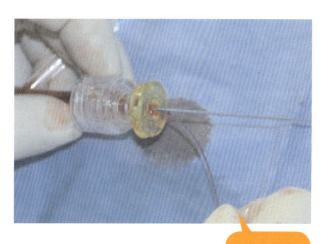

图 11-7　直接送入直径 2.5mm 的球囊

局部放大图

- 将球囊留在指引导管远端并使其不会从导管头端脱出（最好避开指引导管的侧孔部分），并确认球囊在指引导管头端和微导管头端之间（图11-8）。
- 连接球囊和压力泵（图11-9）。
- 以8~12atm扩张球囊，锚定导丝（图11-10）。
- 在导丝被球囊锚定的状态下，右手拉动微导管将其退出（图11-11）。
- 退出球囊后，常出现空气进入Y接头或指引导管的情况。因此，退出球囊后，切记将Y接头朝上，充分排出空气。否则，会发生严重的空气栓塞。
- 最近，为锚定技术研发的球囊已经问世。

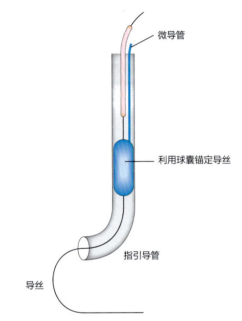

图11-8　在指引导管内锚定球囊

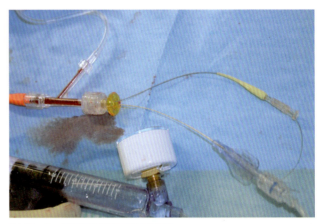

图11-9　连接球囊和压力泵连接

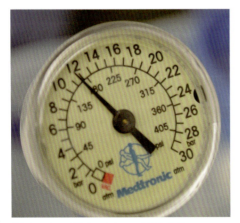

图11-10　以8~12atm扩张球囊

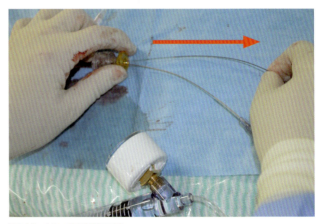

图11-11　退出微导管

KUSABI 锚定球囊导管（Kaneka Medics 公司）

- 2013 年 7 月，Kaneka Medics 公司推出了一种专门用于球囊锚定的器械 KUSABI 锚定球囊导管。KUSABI 是基于"在指引导管内钉楔子"的概念而研发的球囊，能够安全且简单地应用于球囊锚定技术（图 11-12）。

- 从结构上看，KUSABI 并非是 PCI 用球囊的单轨腔结构，其头端是一个盲端，并且无须使用指引导丝，便可单独送入指引导管内。

- KUSABI 可在无须透视的情况下推送至导管末端，且长度设计上不会超出指引导管头端。但如果使用 90cm 的指引导管，推送时注意不要超过推送杆近端附带有颜色标记的位置（图 11-12）。

- KUSABI 最大的优势是，它可以从 6Fr 指引导管中退出 Crusade®（Kaneka Medics 公司）。这是传统球囊锚定无法实现的技术，目前只有 KUSABI 可以做到（表 11-1）。

- KUSABI 设计为在扩张 8atm 时直径可达 2.75mm，扩张 14atm 时直径可达 3.0mm。在进行球囊锚定时，需注意 6~7Fr 的指引导管需加压 8~10atm，8Fr 的指引导管需加压 10atm 以上；切记每次扩张 KUSABI 后，确认导丝是否被牢牢锚定住。

- KUSABI 的基本原理，同利用球囊进行锚定的原理几乎无区别，所以在使用 KUSABI 后，请注意排出指引导管内的空气（图 11-13）。

- 在日本，KUSABI 保险报销价格为 19 100 日元，与使用延长导丝相同，也是一款性价比高的器械。

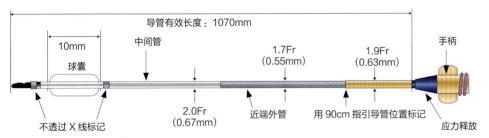

图 11-12　KUSABI 外观

标注：导管有效长度：1070mm；10mm；球囊；中间管；2.0Fr（0.67mm）；近端外管；1.7Fr（0.55mm）；用 90cm 指引导管位置标记；1.9Fr（0.63mm）；手柄；应力释放；不透过 X 线标记

表 11-1　指引导管的大小与可交换用的导管

	指引导管内径	可同时使用的器械外径	可能交换的导管
6Fr 指引导管内径	0.070in（1.78mm）	1.09mm（3.3Fr）	例如Kaneka Medics Crusade®：3.2Fr SORTANA FX（Kaneka Medics公司）：2.5Fr ASAHI Corsair（Asahi Intecc公司）：2.8Fr FINECROSS® MG（Terumo公司）：2.6Fr Prominent（Tokai Medical Products公司）：2.6Fr Mogul（Goodman公司）：2.5Fr 以上所有的穿通导管，微导管都可以通过6Fr指引导管
	0.071in（1.80mm）	1.11mm（3.3Fr）	
	0.072in（1.83mm）	1.13mm（3.4Fr）	
7Fr 指引导管内径	0.080in（2.03mm）	1.34mm（4.0Fr）	
	0.081in（2.06mm）	1.37mm（4.1Fr）	
	0.082in（2.08mm）	1.39mm（4.2Fr）	

如果使用5Fr的指引导管，导管在距头端100cm处为2.4Fr或更小，则可以通过KUSABI推出。

[KUSABI外径：0.67mm]

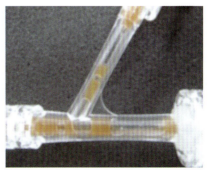

图 11-13　Y 接头和指引导管内进入空气

延长导丝法

● 这是一种简单地将导丝成倍延长退出微导管的方法。
● 将导丝的近端与延长导丝的远端相连接（图11-14）。此时，重要的是要将两端连接牢固，需注意若用力过大，会引起导丝屈曲变形，导致后续器械推送困难。
● 连接后尝试拉动两根导丝，进一步确认两者已牢固连接好（图11-15）。
● 透视下边固定住导丝头端位置边退出微导管。此时，须用湿纱布擦拭指引导丝。

注意事项	需要注意的是，根据所使用的导丝不同，其对应的延长导丝也有所不同。例如，

Asahi Intecc 公司	Extension wire (*1)
Terumo 公司	Extension wire (*2)
Boston Scientific 公司	AddWire™

*1 和 *2 的导丝名称相同，却是不同的导丝。另外，此处未介绍的制造商的导丝，其种类也很多。

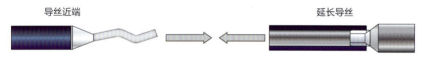

图 11-14 与延长导丝连接

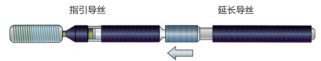

图 11-15 与延长导丝连接后

● 退出微导管后，水平断开导丝和延长导丝的连接。
● 如图11-16 所示，由 Boston Scientific 公司制造的延长导丝 AddWire™ 是远端为螺纹式的延长导丝。因此在连接两根导丝时，需将 AddWire™ 进行顺时针方向旋转。
● 拆除时需逆时针方向旋转。

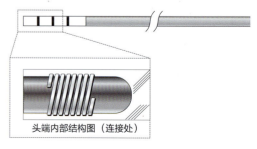

头端内部结构图（连接处）

图 11-16 AddWire™ 外观

2-①

芹川 威　日本济生会福冈综合医院心脏血管·主动脉中心循环内科

器械送入困难的解决方法：双导丝技术

本文介绍了如何使用双导丝技术送入器械。在掌握要点的同时应学好这项技术。

Point

首先掌握
以下要点

1 双导丝技术是一种在难以推送器械时使用的简单易行的操作技巧。

2 它不仅可用于推送球囊和支架，还可用于 IVUS 和 OCT 的推送。

3 根据病变情况，可分别采用亲水涂层导丝或支撑力强的导丝。

4 注意"手风琴"现象。

名词解释 ▶ 导丝通过迂曲病变后，有时会出现血管壁内陷和缩短，称为"手风琴"现象。

5 注意因导丝缠绕而造成的推送困难。

利用双导丝技术应对冠状动脉迂曲病变

● 图 11-17 所示的为回旋支远端病变。送入第 1 根导丝时，回旋支的角度和迂曲并未得到改善，此时难以推送支架（图 11-18）。

● 送入第 2 根导丝时，回旋支开口处的角度被矫正，且近端的迂曲也得到改善（图 11-19），因此提高了植入支架的可能性。

技巧和窍门

● 对于严重的迂曲病变，特别是欲达到较好的血管伸直效果时，选择强支撑力的导丝。Grand Slam（Asahi Intecc 公司）为常用的强支撑力导丝。

● 相反，若希望获得通过性良好的效果，可使用亲水涂层导丝。

● 对迂曲病变进行介入治疗，需注意有导致冠状动脉夹层的风险。必要时可借助微导管谨慎地操控导丝。

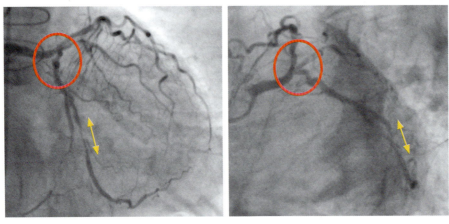

a. 足位 **b.** 蜘蛛位

图 11-17　回旋支远端的治疗

可见从左主干至回旋支存在较陡的角度（a）及回旋支近端的明显的迂曲改变（b）。

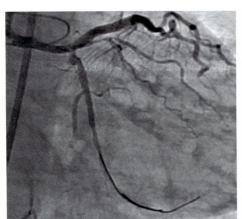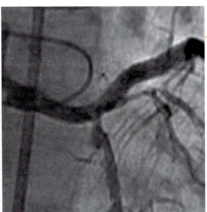

局部放大图

图 11-18　单导丝时的血管伸展情况

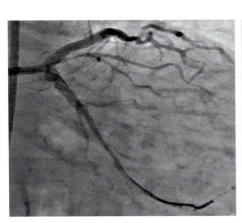

局部放大图

图 11-19　利用双导丝技术时的血管伸展情况

利用双导丝技术应对冠状动脉钙化病变（图11-20、图11-21）

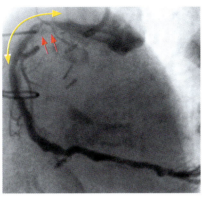
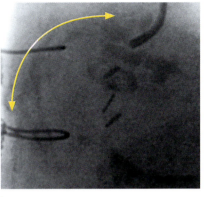

a. 诊断造影   b. 透视下可见钙化

图11-20　对右冠状动脉近端伴有钙化的狭窄病变进行治疗

a：病变从右冠状动脉中段至近段严重狭窄，第1段肩部（➡）伴有迂曲。

b：在无造影剂透视下可见钙化

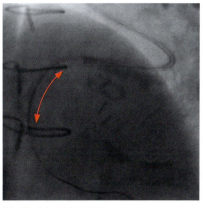

图11-21　植入支架

使用单导丝技术并进行充分的预扩张后支架仍难以推送，故采用双导丝技术并顺利送入支架（◆➡）。

利用双导丝技术改变冠状动脉的角度（图11-22～图11-24）

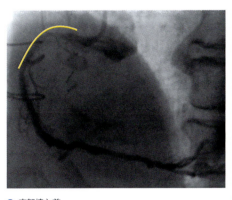
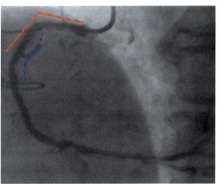

a. 支架植入前   b. 支架植入后

图11-22　支架植入后血管形态的变化

在该病例中，于右冠状动脉第1段远端植入支架（－－－－）后，支架近端植入点刚好位于右冠状动脉的肩部，使血管角度（——）变陡（——）。

> **注意事项**
>
> 利用双导丝技术对迂曲病变植入多个支架，在植入第2个支架时，可先拔出未搭载支架的导丝，否则导丝易卡在支架间造成难以撤回。

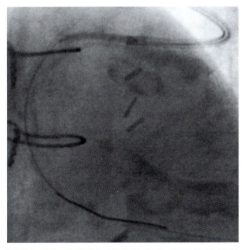

图11-23　利用双导丝技术改变冠状动脉的角度

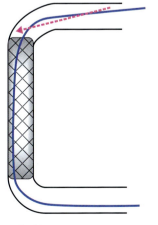

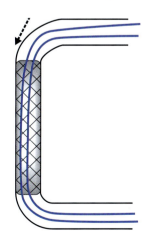

a. 单导丝   b. 双导丝

图11-24　利用双导丝技术改变冠状动脉的角度（模式图）

在植入多个支架时，于远端部留置支架后，因血管伸展可能导致导丝卡在支架近端而难以推送（－ －▶），而通过双导丝技术可减小血管成角（－ －▶），即能够重叠留置支架。

利用双导丝技术行支架植入术的误区

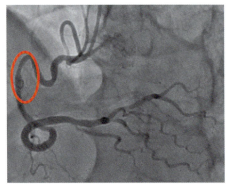
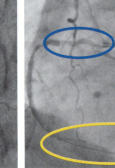

a. 严重迂曲病变、右冠状动脉近端 75% 狭窄

b. 可见"手风琴"现象

图 C 局部放大图

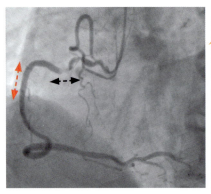
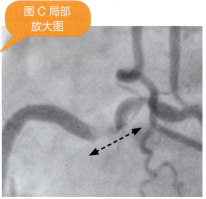
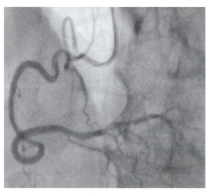

c. 退出导丝后延迟发生的"手风琴"现象

d. 最终造影结果

图 11-25　对严重迂曲病变、右冠状动脉近端 75% 狭窄部位行 PCI

使用平行导丝技术时，因"手风琴"现象，近端（🔵）及远端（🟡）的迂曲部位出现慢血流，并引发胸痛和心电图变化。

- 图 11-25 所示的病例，快速植入了支架。撤出导丝后，远端"手风琴"现象消失，但近端仍残存狭窄（图 11-25c ◄--►）。
- 因距离支架留置的部位（图 11-25c ◄--►）有一定距离，故发生冠状动脉夹层的可能性不大，判断其为冠状动脉痉挛或残存的"手风琴"现象，可在撤出导丝时给予硝酸酯类药物，并再观察 5min。
- 对严重迂曲病变采用双导丝技术，有时可因"手风琴"现象而造成局部缺血或血流延迟现象。
- 若出现"手风琴"现象，血管的形态会发生明显的变化，因此使用 IVUS 或提前在血管造影上对支架预留部位进行评估是非常重要的。

注意事项

当难以区分是冠状动脉夹层还是"手风琴"现象时，撤出导丝会很危险。此时可推送微导管，一旦退出导丝，则还留有微导管。待"手风琴"现象消失，便能够判断其是否为夹层。

2-②

國井浩行　日本福岛县立医科大学附属医院循环内科

器械送入困难的解决方法：Tornus 微导管

Tornus 微导管是具有较高病变穿透性能的导管。本文介绍 Tornus 微导管的基本结构和使用方法。

Point

首先掌握
以下要点

1 Tornus 微导管（Asahi Intecc 公司）由于直径和结构不同分为两种类型，应根据病变情况区分使用。

2 Tornus 微导管通过旋转进行推送和撤出，同时在近端固定导丝，防止导丝移动。

3 旋转推送 Tornus 微导管时，旋转次数不超过 20~40 圈。

4 在通过严重钙化病变时，有时 Tornus 微导管会出现无法撤出的情况，如阻力过大，撤出后要检查整个系统。

5 使用聚合物涂层指引导丝时需注意与导管的兼容性。

何谓 Tornus 微导管？

- Tornus 微导管是一种由细不锈钢丝缠绕而成的螺纹穿通用导管（图 11-26）。
- 手动逆时针方向旋转，凭借其螺纹结构和良好的推送驱动力，使其容易穿透坚硬的病变。
- 因其表面的螺旋状结构，Tornus 微导管一旦进入病变内便不易脱出，从而获得较强的支撑力。
- Tornus 微导管有 Tornus Pro 和 Tornus 88Flex 两种类型，分别为 2.1Fr 和 2.6Fr。
- 如需要更强的穿透力，可使用 Tornus 88Flex；遇到严重迂曲或远端血管时，可使用 Tornus Pro。

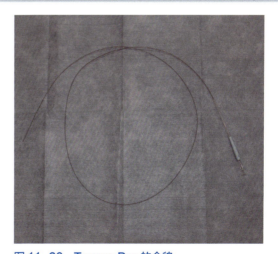

图 11-26　**Tornus Pro 的全貌**
是微导管，也是由细不锈钢丝缠绕而成的穿通导管。

重　点❗

- 了解各自特点，并灵活运用。

Tornus Pro 的结构

- 它是由 10 根直径为 0.10mm 的不锈钢丝缠绕而成的螺纹结构（图 11-27）。
- 一次旋转不要超过 40 圈。
- 非镜面处理的头端及非研磨的杆，提高了其穿透性和通过性。
- 相比于 Tornus 88Flex，其柔软性更好，对迂曲明显的血管有良好的跟踪性。

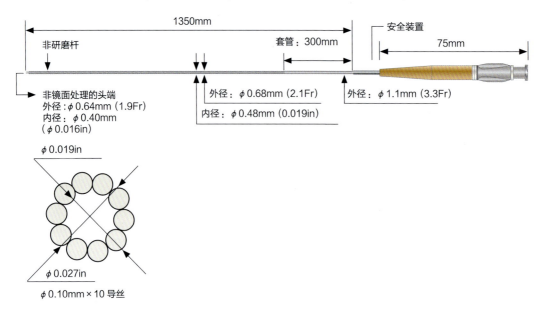

图 11-27　Tornus Pro 的结构

Tornus 88Flex 的结构

- 它是由 8 根直径为 0.12mm 的不锈钢丝缠绕而成的螺纹结构（图 11-28）。
- 相比 Tornus Pro，其穿透性更强。

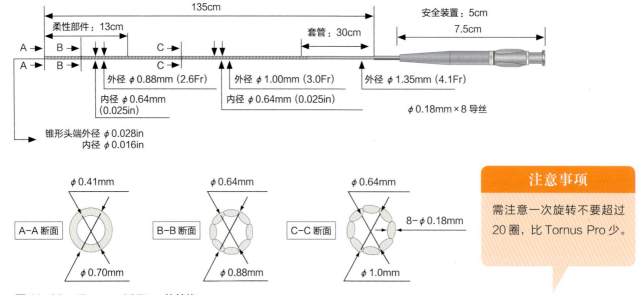

注意事项

需注意一次旋转不要超过 20 圈，比 Tornus Pro 少。

图 11-28　Tornus 88Flex 的结构

Tornus Pro 与普通微导管的比较

- 普通微导管是通过细化其头端、强化推送杆等方式来提高其通过性的一种结构，而 Tornus Pro 则是由细的不锈钢丝缠绕而成的螺旋结构（图 11-29）。
- 由于其推送杆为不锈钢丝螺旋结构，当以逆时针方向旋转时，扭矩力传导至头端而产生强大的穿透力（图 11-30）。

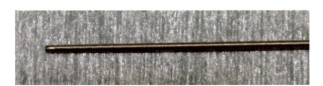

a.Tornus Pro

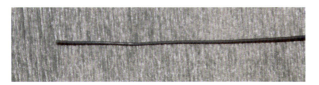

b.普通微导管

图 11-29　Tornus Pro 和普通微导管的头端比较

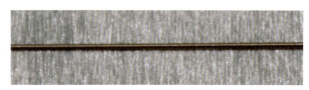

a.Tornus Pro

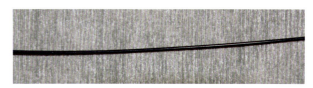

b. 普通微导管

图 11-30　Tornus Pro 和普通微导管推送杆的比较

Tornus Pro 的安全装置

- 为防止 Tornus Pro 在一个方向上持续旋转而导致推送杆破损，在其靠近手持部分上附有一安全装置（图 11-31）。

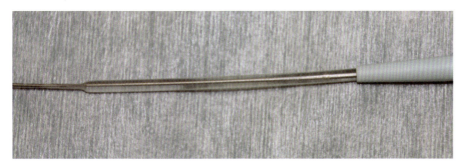

图 11-31　Tornus Pro 的安全装置

Tornus 的推送方法

- 推送 Tornus 时，边逆时针方向旋转导管边向前推送。退出时则相反，边顺时针方向旋转边退出。
- 此时，为防止指引导丝跟随导管旋转或前进，需将其牢牢固定好。
- 固定指引导丝，右手中指、无名指和小指握住手柄，拇指和食指边逆时针方向旋转，左手边推送（图 11-32）。

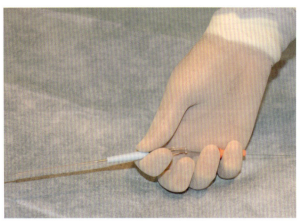

图 11-32　Tornus 的推送方法

Tornus 使用过程中的注意事项

- Tornus 朝一个方向持续旋转会损伤推送杆（图 11-33、图 11-34）。在靠近体外的部位有一安全装置，旋转过程中注意观察安全装置，一旦破损要及时停止旋转 Tornus 导管。
- 发现 Tornus 头端推送有阻力时，需停止旋转。

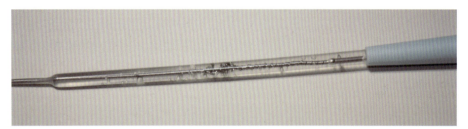

图 11-33　Tornus 头端在异常情况下仍继续旋转，导致其在安全装置内破损

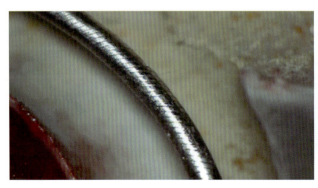

a. 使用前

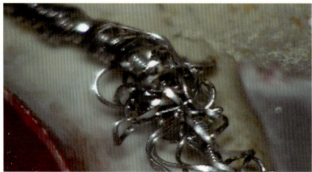

b. 逆时针方向旋转，推送杆破损

图 11-34　推送杆的破损

病例：右冠状动脉 CTO 病变（图 11-35～图 11-44）

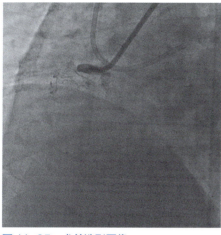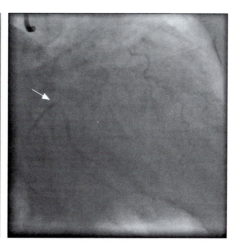

图 11-35　术前造影图像

因右冠状动脉第1段近端至第3段为CTO长病变，故拟采用逆向导丝技术，因此预先在左冠状动脉（LCA）内送入了一根指引导管。

➤为通过LCA的侧支循环造影所见的CTO病变远端（第3段远端）。

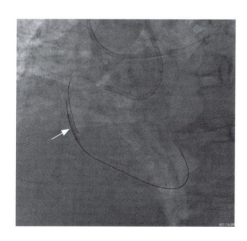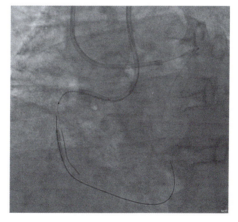

图 11-36　微导管、球囊无法通过 CTO 病变

虽然指引导丝可以插入CTO病变，但想正向推送微导管或ASAHI Corsair导管（Asahi Intecc公司）或较小直径的球囊时，由于CTO开口处坚硬，而无法进入CTO病变内。

➤为锚定正向指引导丝而逆向推送并扩张的球囊。

图 11-37　将 Tornus Pro 送入 CTO 病变

Tornus Pro已送入CTO病变内。

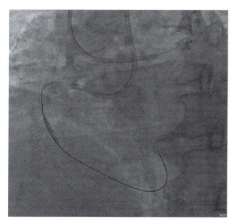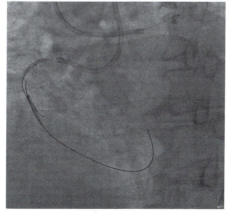

图 11-38　球囊通过

Tornus Pro通过后，1.2mm的球囊也可以通过病变。

图 11-39　球囊扩张

使用2.0mm球囊扩张后，再依次更换不同型号的球囊进行扩张。

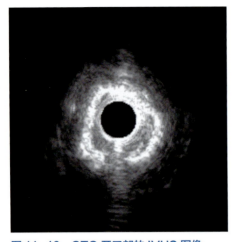

图 11-40　CTO 开口部的 IVUS 图像

使用2.0mm球囊扩张后，IVUS可穿过病变。
微导管无法通过的部分为360°的严重钙化病变。

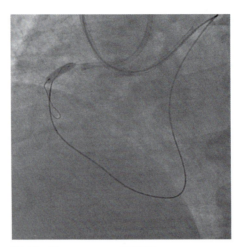

图 11-41　reverse CART

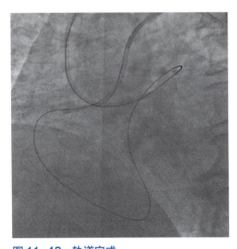

图 11-42　轨道完成

通过逆向导丝技术，将指引导丝推送至RCA的指引导管
内，轨道即完成。

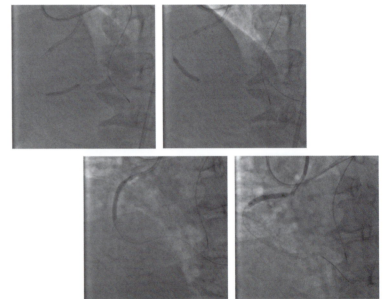

图 11-43　植入药物洗脱支架

从第3段远端开始至第1段共植入4枚药物洗脱支架。

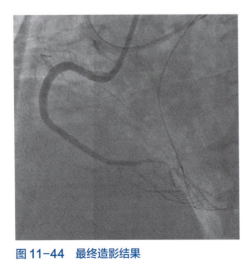

图 11-44　最终造影结果

通过这种方式，即使是由于严重钙化而用传统器械难以通
过的病变，由于Tornous强大的穿透力也能通过。

2-③

器械送入困难的解决方法：锚定技术

伊藤良明　日本济生会横浜市东部医院循环内科

锚定技术是治疗复杂病变的必要手段。本文将介绍锚定技术的使用现状及操作方法和技巧。

首先掌握以下要点

1 所谓球囊锚定技术是指使用球囊作为"锚"，固定指引导管进行操作的方法。

2 锚定技术可于将指引导管或小口径导管向冠状动脉内深插时使用。

3 锚定技术可用于推送球囊或支架。

4 在某些情况下使用锚定技术固定指引导管。

5 锚定技术是在掌握 PCI 基础操作后后，进一步治疗复杂病变时需要掌握的操作技巧。

何谓锚定技术？

● "锚"是当船舶停止时用于固定船舶而使用的工具。
● PCI 中的锚定技术类似于停船的船锚，是用球囊固定指引导管并进行介入操作的方法。

何种情况下使用锚定技术？

● 为深插指引导管和送入指引导管内的小口径导管，可在病变部位进行球囊锚定。
● 虽然指引导丝可穿过病变，但之后的器械无法通过病变时，可使用锚定技术，辅助器械顺利通过病变。
● 此外，也有一些特殊的使用方法。如在 CTO 病变中操控指引导丝时，若指引导管支撑力不足，可边用锚定球囊固定指引导管，边进行操作。

深插指引导管

- 经桡动脉路径和使用 5Fr 或 4Fr 等小口径的指引导管行 PCI 时，因冠状动脉分支血管异常导致与指引导管的形状不匹配，不能获得足够的支撑力或者在推送球囊或支架困难时，可以深插指引导管。另外，可以在指引导管里送入 4Fr 或 5Fr 的指引导管（子母导管），这也是深插技术的一种。
- 尽量选择短球囊进行扩张，使锚定球囊远离靶病变部位。
- 如果球囊不慎滑脱，损伤了靶病变的近端和远端，则需要植入支架治疗。
- 操作中，要注意病变部位近端血管有无病变、钙化或严重的迂曲。

病例：回旋支第 13 段狭窄所导致的心绞痛（图 11-45）

- 该病例为回旋支第 13 段狭窄所导致的心绞痛患者。采用桡动脉路径 6Fr Amplatz Left（AL）1.0 进行治疗。预扩张后植入了 24mm 的支架（图 11-45a）。
- 支架植入后即刻造影未发现问题，当退出指引导丝再次造影时，发现支架远端有狭窄（图 11-45b ←）。开始考虑可能为血管痉挛或是"手风琴"现象，但使用血管扩张剂后情况并没有好转，所以怀疑可能是夹层或血肿。再次送入指引导丝并推送 IVUS，但因受支架影响而送入困难（图 11-45b）。
- 考虑到植入支架较困难，便决定使用预扩张所用的球囊行球囊锚定术。在支架远端扩张球囊的同时，送入指引导管。图 11-45c 中 ▶ 为指引导管的头端。

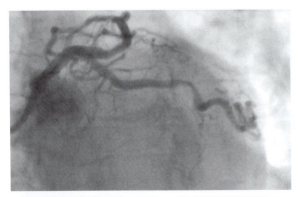

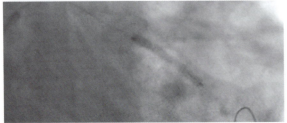

a. 经桡动脉路径进行治疗

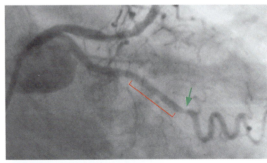

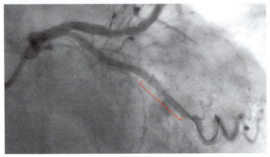

b. 在远端可见狭窄

- 然后当缓慢送入支架时，可以在不干扰先前植入支架的情况下进行推送。图 1d ► 所示为指引导管头端标记，➡ 所示为支架头端标记。
- 最终造影结果如图 11-45e 所示。

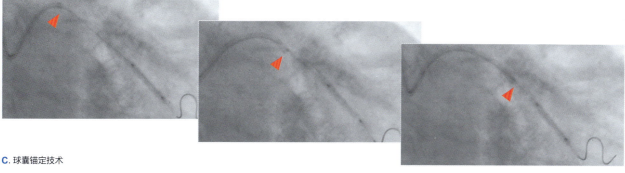

c. 球囊锚定技术

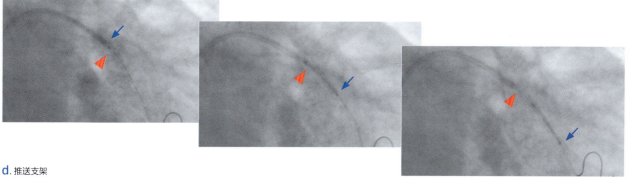

d. 推送支架

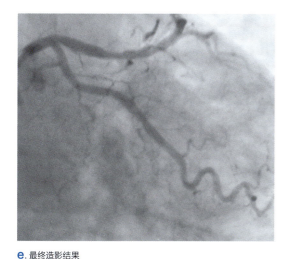

e. 最终造影结果

图 11-45　行球囊锚定技术的病例

注意事项

深插导管时，可引起靶病变血管缺血。即使是左冠状动脉，也会导致其分支血管血流减少，因此在球囊锚定时就需预先准备好下一个可能使用的器械，尽快完成治疗（图 11-45）。

病例：回旋支病变所导致的急性心肌梗死（图 11-46）

- 这是一例回旋支病变所导致的急性心肌梗死病例，拟行急诊 PCI 治疗。尽管指引导丝通过了病变，但如图 11-46a 中 ⇢ 所示，发现其为严重迂曲病变。
- 该病例手术中无法送入血栓抽吸导管，即使进行了球囊扩张，但仍无法送入支架。因此，如图 11-46b 中 ► 所示，将 5Fr 导管（子导管）送入 6Fr 指引导管内，并在回旋支远端扩张球囊的同时将其推送至病变远端。

● 然后在病变处植入支架（图 11-46c 中 ▶），成功实现了良好的血管重建。图 11-46c 中 ➡ 所示为子导管的头端。

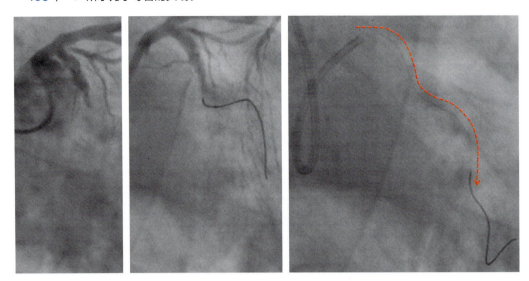

a. 严重迂曲病例

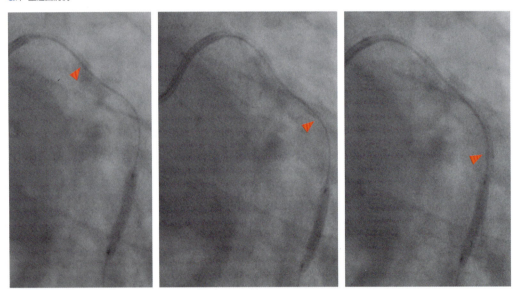

b. 推送子导管

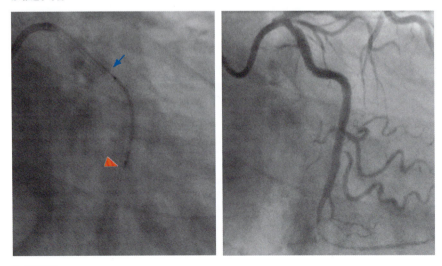

c. 植入支架

图 11-46　使用子导管的病例

注意事项	深插子导管并推送器械时，尽量不通过子导管进行血管造影。 若强行进行造影，则无法监测到准确的压力，引起嵌顿，导致缺血，有时甚至会发生室颤，并且器械之间会有空气残留，造成空气栓塞。那么在不能造影的情况下该如何放置器械呢？笔者采用的方法是，事先选择最佳的器械尺寸，并选择长一点的器械，选择同一角度同一投照方向，这样做就可以不使用造影剂也可进行治疗。治疗结束后造影，将子导管回撤至指引导管内，回抽气泡，确认压力监测。另外，虽然指引导管的Y接头可更换为止血阀，但笔者直接将子导管送入指引导管中，没有使用Y接头和止血阀。这样可以避免空气栓塞，迄今为止，笔者行此操作未发生过空气栓塞的情况。

- 使用锚定球囊深插子导管时，也可利用锚定球囊引导技术，详见"病例：左前降支支架完全闭塞"（p.167~169）。

病例：左前降支支架完全闭塞（图 11-47）

- 这是一例左前降支支架完全闭塞的病例。第6段到第7段植入了2枚支架。正向将指引导丝推送至血管远端，虽可扩张球囊但却无法植入支架。指引导管与支架不同轴，导致已植入支架的近端和欲植入支架互相影响（图 11-47a）。

- 因此，打算送入子导管至原来的支架内后推送植入新的支架。图 11-47b 中 ▶ 所示为已植入支架的边缘位置，▶ 所示为子导管头端，与支架近端相互干扰而也无法通过病变。指引导管（▶）被推压到主动脉方向。

- 在这种情况下，可以应用球囊锚定技术，并利用球囊引导技术推送子导管（图 11-47c）。先将子导管推送至无法通过的地方，然后将大小适宜的球囊（4Fr 用 2mm 的球囊，5Fr 用 2.25mm 的球囊）推送入子导管中，在子导管头端探出一半球囊，另一半留于子导管内，此时进行球囊扩张。这样子导管就很容易通过了。撤球囊压力时，子导管便能非常容易地正向前送了。

- 子导管头端如图 11-47c 中 ▶ 所示，支架近端如 ▶ 所示。严重迂曲病变或子导管难以通过时，可选择这种技术，属于球囊锚定技术的一种。

- 但是，由于该技术是在非病变部位进行球囊扩张，因此，需谨慎考虑并判断后续治疗的情况方可采用此技术（图 11-47c）。

- 该病例中，于图 11-47d 中 ▶ 所示的位置送入子导管，并植入了长支架。

- 最终造影结果如图 11-47e 所示。

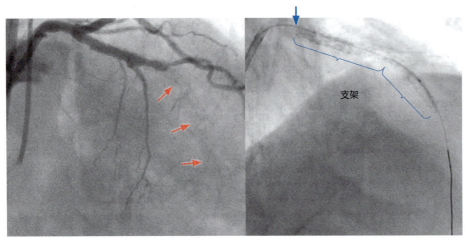

此处为难以通过器械的位置

支架

a. 复杂病变的支架植入

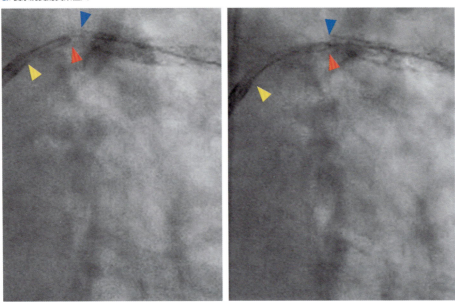

b. 推送子导管

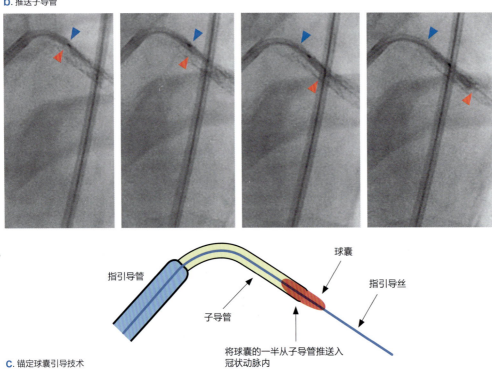

指引导管

球囊

指引导丝

子导管

将球囊的一半从子导管推送入
冠状动脉内

c. 锚定球囊引导技术

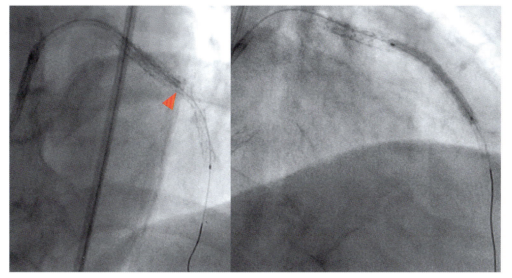

d. 植入长支架

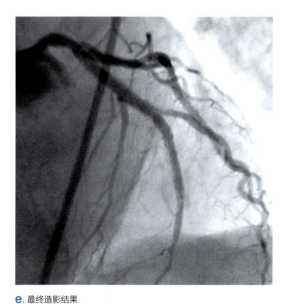

e. 最终造影结果

图 11-47　采用锚定球囊引导技术的病例

推送球囊等器械

- 有时会遇到指引导丝可通过病变，但之后的器械却无法顺利通过的情况。此时，可采用重塑指引导管形状、双导丝技术或如前述的指引导管深插技术及使用子导管等其中的一种技术作为解决方法。

- 本节将介绍如何使用锚定技术推送难以通过病变部位的器械。

- 在靶血管的分支行球囊锚定，以增强指引导管的支撑力，使器械可以顺利通过靶血管。

病例：左前降支中段严重狭窄伴钙化（图 11-48）

- 该病例为糖尿病、肾功能不全行透析治疗的患者。左前降支中段严重狭窄（图 11-48a ▶），血管造影可见钙化。首先打算送入微导管，但没有通过病变，再次用 1mm 的球囊也没有通过病变（图 11-48a 右）。

- 此时可采用多种方法，包括：①双导丝技术；②推送子导管以增强支撑力；③用 Tornus 导管（Asahi Intecc 公司）进行消蚀等。该病例手术中在对角支送入导丝并实施了球囊锚定技术。首先在对角支送入 2.5mm 的球囊（图 11-48b）。
- 然后在左前降支将 1mm 的球囊推送至病变近端，扩张位于对角支的 2.5mm 球囊。左手握住锚定的球囊，右手握住将推送的 1mm 球囊，一个拽住一个推送（图 11-48c）。
- 如此便可锚定住指引导管头端，将 1mm 的球囊缓慢推送并通过病变。1mm 球囊的头端标记如图 11-48d 中 ▶ 所示。
- 换 1.5mm 的球囊扩张后，IVUS 导管通过后可见 360° 的钙化病变（图 11-48e）。
- 送入微导管通过病变，改用 RotaWire™ 导丝（Boston Scientific 公司）。然后用 1.5mm 和 1.75mm 的旋磨头对斑块进行消蚀，最后植入支架结束操作（图 11-48f）。

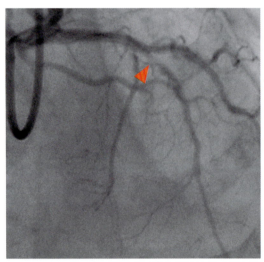

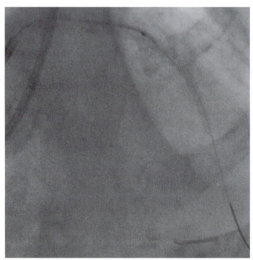

a. 左前降支中段严重狭窄

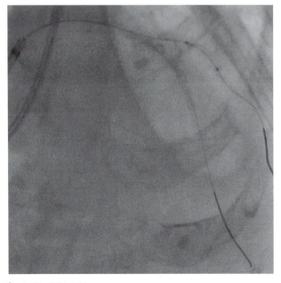

b. 在对角支送入导丝

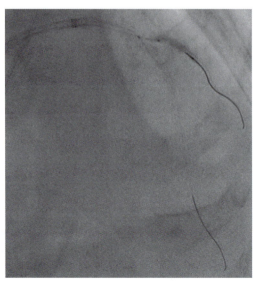

c. 送入球囊

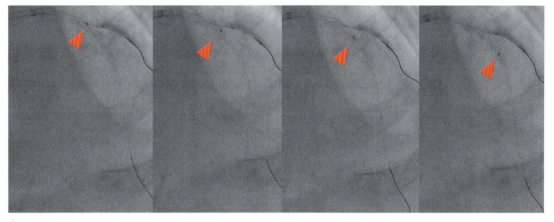

d. 锚定球囊头端标记

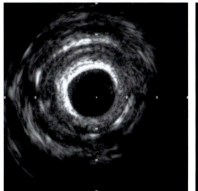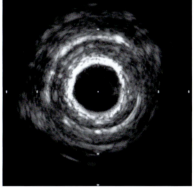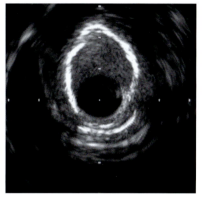

e. 360°钙化病变

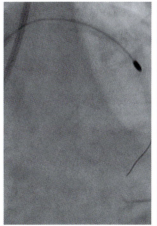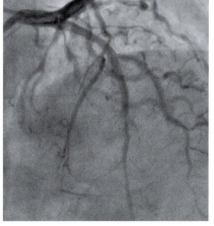

f. 磨头消蚀病变、植入支架

图 11-48　实施球囊锚定技术的病例

病例：左前降支第 6 段病变导致的心绞痛（图 11-49）

● 这是一例左前降支第 6 段病变导致的心绞痛患者，从第 6 段到左主干并跨过回旋支植入了支架（图 11-49a）。植入支架后于回旋支推送导丝，IVUS 确认下尝试推送 2.25mm 的球囊，但未通过（图 11-49b）。

● 因此，缩小球囊至 1.5mm 是解决的方法之一，但该病例在确认导丝正确的推送方向后，采用了球囊锚定技术。将锚定球囊送入左前降支支架内，锚定球囊扩张后，左手拉动锚定球囊的推送杆，右手将 2.25mm 的球囊推送至回旋支，这样可使球囊轻松通过（图 11-49c 中 ▶ 所示为球囊头端）。

● 最终实施了球囊对吻术，球囊获得了充分的扩张。这种技术常用于球囊难以通过支架分支的情况（**图11-49d**）。

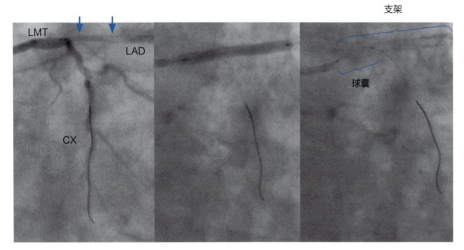

a. 植入支架

b. 2.25mm 的球囊无法通过

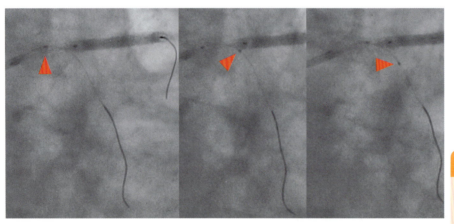

c. 送入锚定球囊

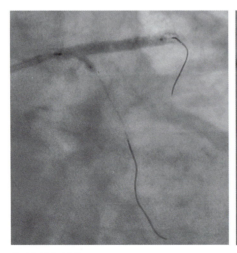

d. 实施球囊对吻术

图11-49　实施球囊对吻术的病例

重 点 !

● 在分支血管使用球囊锚定技术推送器械时，若阻力过大或者完全没有阻力，需考虑到推送指引导丝进入分支血管的路径是否有问题。推送导丝时，导丝可从支架外侧被送入，或被送入分支血管的其他方向，或从分支近端被送入，上述情况均可发生。最可靠的解决方法是指引导丝通过后，在植入支架的位置送入 IVUS，确认分支血管指引导丝的通过路径。此操作需要熟悉，随着对更多病例的经验积累自然而然便会形成习惯。

病例：回旋支近端严重狭窄（图 11-50）

● 该病例为回旋支近端严重狭窄，其他术者曾行 PCI，但因球囊无法通过而导致 PCI 失败的病例。如图 11-50a 所示，造影难以确认病变特点，但在透视下可见局部钙化病变。

● 因病变近段有迂曲，故器械需要有足够的支撑力才可通过病变。首先从股动脉送入 7Fr AL1.5 的指引导管（图 11-50a）。

● 将指引导丝分别送入回旋支和钝缘支（图 11-50b ▶），首先尝试可否替换 RotaWire™ 导丝并送入微导管，但未能通过病变。然后推送 1.5mm 球囊，同样也未能通过病变。于是，便选择了在钝缘支行球囊锚定并将球囊推送入回旋支的方法。将 2mm 球囊推送入钝缘支并扩张，左手边拉钝缘支球囊右手将球囊向回旋支推送，在指引导管被固定的状态下，球囊即可通过病变（图 11-50b）。

● 但是，该病例球囊标记点的近端没有被扩张，并且无法利用球囊扩张（图 11-50c 中 ▶）。

● 此时再次送入微导管，由于通过病变时有一定阻力，于是改用 RotaWire™ 导丝并实施了旋磨术。

● 最后在回旋支及钝缘支植入支架，且扩张效果良好（图 11-50d）。

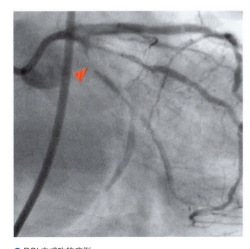

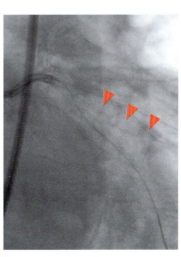

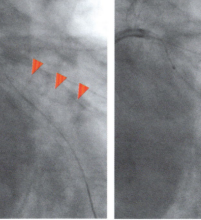

a.PCI 未成功的病例

b. 在钝缘支行球囊锚定术

图 11-50　实施旋磨术的病例

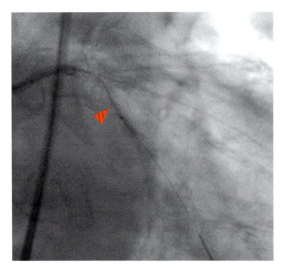

c. 球囊扩张未成功

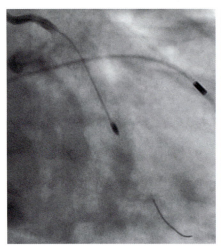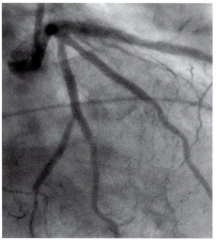

d. 实施旋磨术

图 11-50 （续）

> **重 点**
>
> ● 在解剖学上如没有可用于锚定的血管，则无法实施分支锚定技术，该技术并非适用于所有的病变或血管。在极少数情况下，弥漫性病变可自行锚定，即在靶病变远端边扩张短球囊边将支架植入同一血管内。

提高指引导管的支撑力

- 对 CTO 病变进行 PCI 时，由于指引导管的支撑力不足难以推送导丝，此时可采用锚定技术。
- 指引导管头端与病变之间存在分支血管时，也可以采用锚定技术。然而因锚定时间相对较长，应选择灌注区域较小的分支血管，并且最好选择非给侧支循环供血的分支血管。
- 指引导丝通过后，通过球囊锚定使器械更容易通过病变。

病例：右冠状动脉 CTO 病变（图 11-51）

- 该病例为右冠状动脉 CTO 病变。像该病例病变从右冠状动脉开口处开始闭塞，如果使用 AL 等指引导管有发生冠状动脉夹层的风险，应尽量避免使用。本病例采用 8Fr Judkins Right (JR) 指引导管进行深插，但无法保证足够的支撑力（图 11-51a）。

- 因此对本病例采用锚定技术固定指引导管，获取支撑力的同时进行介入操作，将指引导丝推送入右室支后，用 2mm 的球囊边扩张边锚定指引导管（图 11-51b）。

- 最后采用逆向导丝技术，使导丝成功通过病变。操作过程中不需要锚定时，可将球囊放气或回收至指引导管内。图 11-51c 所示为锚定球囊放气，并回收至右室支的状态。

- 最后造影显示支架膨胀良好。确认右室支无血流障碍夹层，结束 PCI（图 11-51d）。

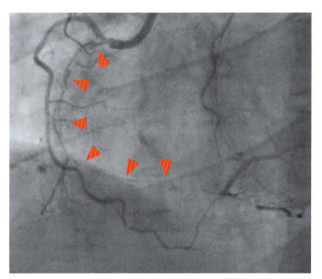

a. 采用 JR 指引导管进行深插

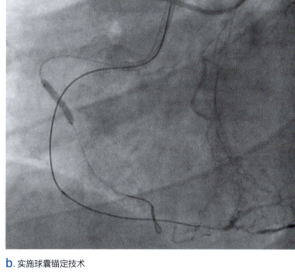

b. 实施球囊锚定技术

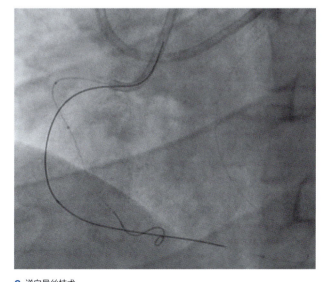

c. 逆向导丝技术

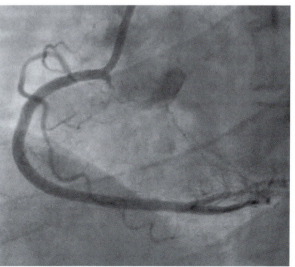

d. 最终造影结果

图 11-51　提高指引导管支撑力的病例

器械送入困难的解决方法：子母导管技术

随着器械的改进和支架性能的提升，使得过去无法进入的病变也能够行 PCI。

对于支架无法顺利推送的病例，可采取多种技术。本文主要介绍子导管的使用方法，该操作虽然麻烦但却非常有效。

Point

首先掌握
以下要点

1 药物洗脱支架（DES）与金属裸支架（BMS）不同，如果可以将其顺利植入病变部位，则再狭窄的发生率明显减少。

2 需要植入支架的病变，很大程度上受患者冠状动脉钙化和迂曲程度的影响，因此，如何植入支架很重要。

3 子母导管技术可提供强大的支撑力，更易于推送支架。虽然操作有些复杂，但对于钙化、迂曲等支架无法通过的复杂病变，是一种非常有效的技术手段。

支架无法通过的原因

- 关于支架无法通过的原因，主要有以下 3 种：①病变本身的原因；②至病变处冠状动脉形态的原因；③用于 PCI 的器械的原因。
- 详情如下：
①**病变本身的原因。**
  a. 严重狭窄的病变；b. 极度迂曲的病变；c. 僵硬不易通过的病变（主要是钙化病变）。多数情况下并非单一因素而是多种因素共同存在。
②**至病变处冠状动脉形态的原因。**
  有以下 2 种情况：a. 至病变处冠状动脉迂曲的程度大或分叉处角度大；b. 至病变处冠状动脉存在钙化、阻力大。
③**用于 PCI 的器械的原因。**
  有以下 2 种情况：a. 指引导管支撑力不足；b. 支架通过性不好（如长支架等）。
- 遇到支架无法通过病变时，需考虑上述原因，并采取相应措施。

支架推送困难时的处理方法

- 当支架无法通过病变时，可采取下列措施推送支架：
① 病变再扩张。
② 更换器械：如指引导丝、指引导管。
③ 双导丝技术。

④ 球囊锚定技术。

⑤ 使用KIWAMI(Terumo公司)、ASAHI Cokatte(Asahi Intecc公司)、Dio(Goodman公司) 等推送支架。

病变再扩张

● 虽然支架无法通过病变的原因有很多，如钙化等病变无法充分扩张，但事实证明，再扩张后支架往往就容易通过了。

● 不必首先考虑更换新的器械，可以试试病变再扩张的方法。

更换器械

● 更换具有强支撑力形状的指引导管，或者增大导管的尺寸。

> **重 点**
>
> ● PCI中有时会发生意外的情况，而且更换器械也有发生夹层的风险，因此，最好从开始就选用具有强支撑力的指引导管。
> ● 对于严重的钙化病变可以使用微导管交换HITORQUE
>
> IRON MAN (Abbott Vascular Japan公司) 或Grand Slam (由Asahi Intec公司) 等硬导丝，从而使支架更易通过。

深插指引导管

● 深插指引导管可获得更强的支撑力，易于推送支架通过病变，但有发生冠状动脉损伤的风险。

双导丝技术

● 在现有导丝的基础上再追加一根导丝，一是可以使血管变直，二是可以增加跟踪性，使支架更容易推送。双导丝技术是支架推送困难时的常用方法 (图11-52)。

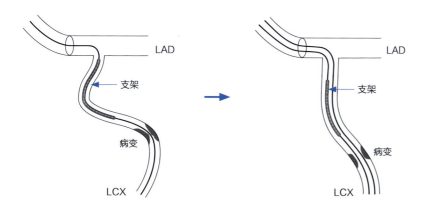

图 11-52 双导丝技术

通过再送入一根导丝，可使迂曲血管变直，这样易于通过病变。如强行通过严重钙化或迂曲病变，则会损伤某些DES的涂层。

球囊锚定技术

● 球囊锚定技术是通过使用双导丝进行锚定球囊、固定指引导丝并植入支架的一种介入治疗手段。根据锚定球囊位置不同，分为分支锚定（side branch anchor）和远端锚定（peripheral anchor）(图11-53)。

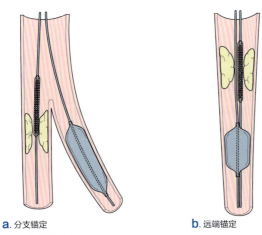

a. 分支锚定　　　　**b**. 远端锚定

图 11-53　球囊锚定技术

子母导管技术：KIWAMI，ASAHI Cokatte

● 将小直径导管送入母导管，并将其推送入冠状动脉内，可获取更强的支撑力。同时母导管又可以作为支架的保护鞘，确保顺利推送支架。

● 由于导丝通过病变后再推送子母导管，导管载着导丝推进，操作更容易。

● 但如果子导管本身跟踪性较差，则需在病变远端进行锚定，不过可能会导致病变以外的血管损伤。

子母导管技术：以 KIWAMI 为例

● KIWAMI 是头端为 4Fr 的直管，且头端柔软，可减轻对冠状动脉的损伤。

● 并且其长度为 120cm，比指引导管长（图11-54、图11-55）。

● ASAHI Cokatte 的长度与 KIWAMI 相同，也为 120cm，其特点是外形稍粗一些，为 4.5Fr（图11-56）。

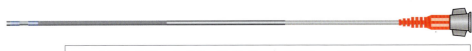

内径：0.050in (1.27mm)，外径：4Fr (1.43mm)，长 120cm，头端 15cm M 涂层，图中所示产品只是近端杆的一部分延长，全长为 120cm。

a. 结构

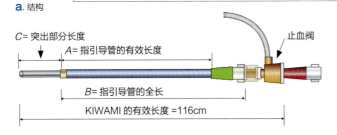

C= 突出部分长度
A= 指引导管的有效长度
B= 指引导管的全长
KIWAMI 的有效长度 =116cm

指引导管	A	B	C	C（无止血阀）
Heartrail® II 100cm	97	104	9.5	11.5
Heartrail® II 85cm	82	89	23.5	25.5
A 100cm	102	109	5.5	7.5
A 90cm	92	99	15.5	17.5

［单位：cm］

b. 各种产品的长度

图 11-54　KIWAMI 的特点

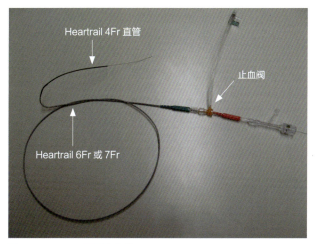

图 11-55 子母导管全貌

外径：4.5Fr（1.50mm）
内径：0.050in（1.28mm）

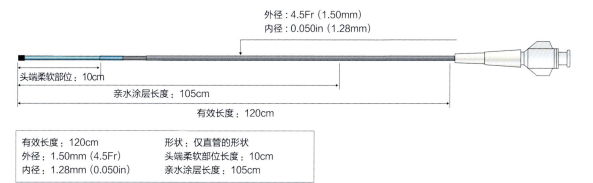

头端柔软部位：10cm

亲水涂层长度：105cm

有效长度：120cm

有效长度：120cm	形状：仅直管的形状
外径：1.50mm（4.5Fr）	头端柔软部位长度：10cm
内径：1.28mm（0.050in）	亲水涂层长度：105cm

图 11-56 ASAHI Cokatte 的结构

安装方法

- 将带鞘的 0.035in 或 0.025in 的指引导丝插入止血阀。
- 利用该导丝，送入 KIWAMI，然后将导丝撤出。将止血阀安装在 KIWAMI 指引导管头端约 15cm 处（图 11-57）。

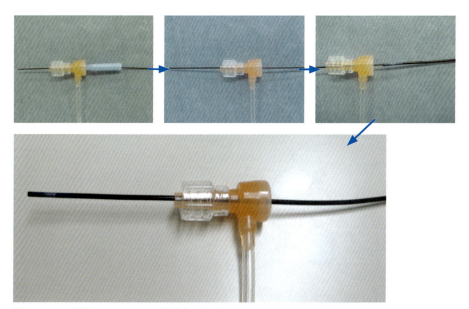

图 11-57 送入 KIWAMI 及撤出指引导丝

注意事项

安装止血阀时，注意不要扭动推送杆。

● 撤去母导管的 Y 接头，并快速、小心地从 4Fr 指引导管的头端送入导丝（图 11-58）。

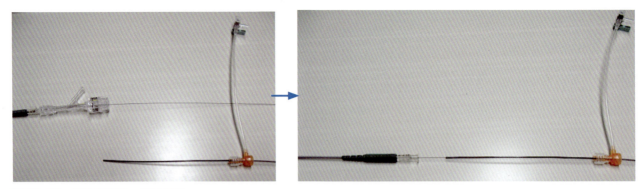

图 11-58　撤去 Y 接头，送入导丝

一点儿建议

● 撤去母导管的 Y 接头送入导丝时可能会出现出血的问题，但如果在母导管内扩张 2.5mm 的球囊，便可在不出血的情况下推送 KIWAMI（此时必须撤回球囊）。

● 接下来打开 Y 接头阀，冲洗血液，并排除 Y 接头内的空气。推送器械时，需注意避免带入空气（图 11-59）。

● 打开 Y 接头阀，将预扩张球囊送入病变远端扩张并固定，在锚定状态下继续推送 4Fr KIWAMI，使其完全通过病变，然后慢慢推送至球囊部分（图 11-60）。

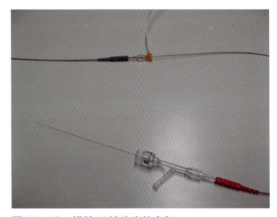

图 11-59　排除 Y 接头内的空气

注意事项

推送 KIWAMI 通过病变部位时，需注意避免损伤冠状动脉。

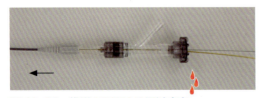

图 11-60　推送 KIWAMI 通过病变

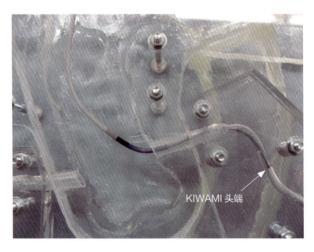

KIWAMI 头端

病例

- 该病例为伴有严重钙化的右冠状动脉 CTO 病变，如 CT 所示，钙化在闭塞部分呈弥漫性分布（图 11-61a）。

- 对于本病变，推送导丝通过后，用 1.0mm 球囊扩张（图 11-61b），即可获得前向血流（图 11-61c）。接着用 2.5mm 球囊扩张，造影后显示部分血管出现夹层（图 11-61d），因此考虑植入支架。

- 但是 2.5-32mm 支架无法通过（图 11-61e）。因此，采取使用 KIWAMI 行子母导管技术的处理方法。首先在已用球囊扩张的最远端扩张一 2.5mm 的球囊，以此球囊进行锚定并将 KIWAMI 推送至球囊近端（图 11-61f）。

- 接着将位于远端的球囊放气，同时将 KIWAMI 推送至远端（图 11-61g）。然后将 KIWAMI 送入指引导管内，即可扩张支架球囊（图 11-61h），并获得良好的治疗效果。

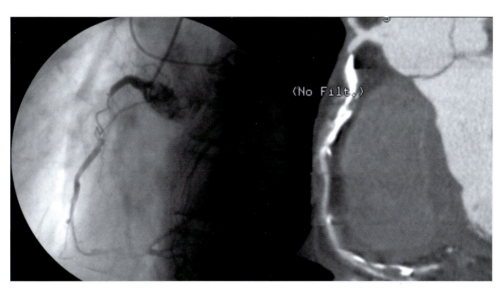

a. 病变部位   CTO病变，时间不详

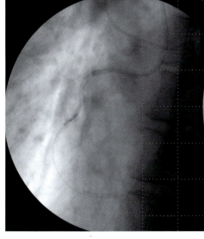 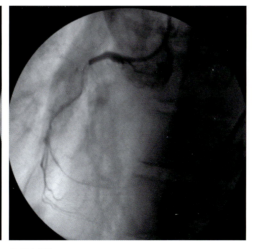

b. 1.0mm 球囊扩张   c. 前向血流

图 11-61　右冠状动脉 CTO 病变伴严重钙化

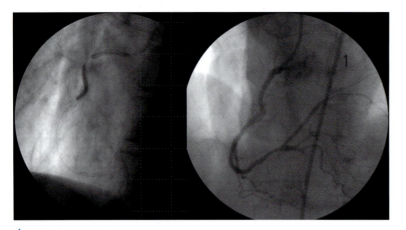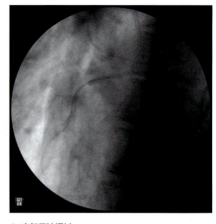

d. 造影后

e. 支架无法通过

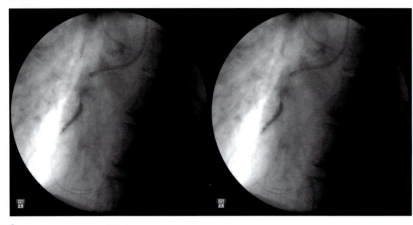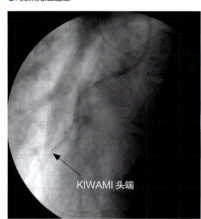

f. 使用 KIWAMI 行子母导管技术

g. 推送 KIWAMI

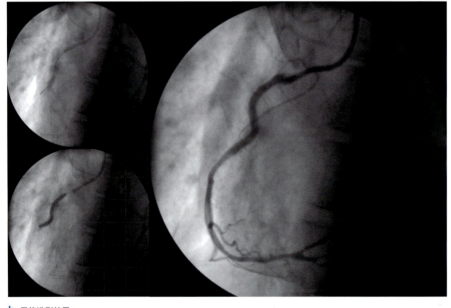

h. 最终造影结果

图 11-61 （续）

结语

- 支架难以推送通过病变的原因有很多，重要的是需针对这些原因采取相应的处理方法。
- 本文所介绍的子母导管技术，虽然操作有些复杂，但对于钙化、迂曲等复杂病变支架难以通过时，是一种非常有效的介入治疗方法。

3

舩津篤史，中村 茂　日本京都桂医院心脏血管中心

分叉病变支架的植入方法

对于分叉病变有多种支架植入技术及操作方法，需掌握其各自的优缺点。本文将介绍多种支架植入方法。

Point

首先掌握
以下要点

1 单支架技术是治疗分叉病变的基本技术，其基本目标是避免主支再狭窄。

2 利用 IVUS 技术确定支架的长度和大小。

3 了解各种支架的结构（单元的类型、连接点数、最大扩张直径等），针对不同病变选择合适的支架。

4 如果分支血管的直径在 2.5mm 以上，则在支架植入后需采用球囊对吻技术（kissing balloon technique，KBT）。

5 左冠状动脉主干（LMT）病变是左前降支（LAD）和左回旋支（LCX）两支血管的主支，故可考虑双支架技术。

何谓分叉病变？

● 分叉病变是指冠状动脉主支和分支分叉部位分别或同时存在的狭窄性病变。主要分为左冠状动脉主干病变（LMT 病变）和非 LMT（LAD 和 DX，CX 和 OM，RCA PL 和 PD）病变。在 LMT 病变中，由于会出现支架内再狭窄和支架内血栓形成等致命的并发症，因此必须慎重考虑行 PCI 的适应证。

● 分叉病变有很多分型方法，如图 11-62 所示为常使用的 Medina 分型，记录顺序为分叉部近端、主支开口和分支开口，以（1）和（0）表示有或无病变，如 3 处均有病变则表示为（1，1，1）；如仅分叉部近端及主支开口处有病变，则为（1，1，0）。

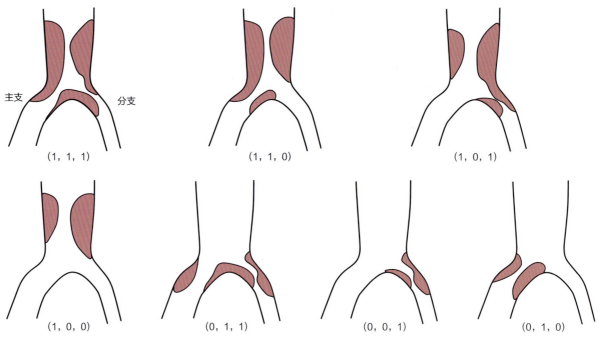

主支　　　　　分支

(1, 1, 1)　　　　　　(1, 1, 0)　　　　　　(1, 0, 1)

(1, 0, 0)　　　　(0, 1, 1)　　　　(0, 0, 1)　　　　(0, 1, 0)

图 11-62　Medina 分型

分叉病变支架植入的策略

单支架技术（single stent technique）

● 单支架技术，即仅在主支上植入 1 枚支架，是分叉病变支架植入的基本方法。而双支架技术增加了血栓形成的风险，因此导致 2 支血管同时闭塞的风险很大。

● 如想保护分支血管，则应在支架植入前在分支血管内送入导丝。

● 支架植入的部位应选择灌注区域广泛的主支血管，但血管直径相同时，如 RCA 的 PL 和 PD 分叉部位，支架植入的部位应根据病变的分布情况来确定。在分叉角度大的部位先植入支架，则更容易将指引导丝再次送入分支血管。

● 关于支架分支的扩张也一直存在争议，如果直径在 2.5mm 或以上，则最终可行球囊对吻（主支和分支同时扩张球囊的方法）。

● 如果分支不扩张，以后需要治疗分支新发病变时，则需从"囚禁"部位（分支开口处被主支的支架挡住，从分支看过去像是监狱的栅栏，因此称为"囚禁"）进行扩张，而使操作变得更为复杂。

● 如果行球囊对吻后分支开口处仍存在严重狭窄，可考虑在分支也植入支架（详见后述的"provisional T 形支架术"）。

双支架技术（double stent technique）

● 如果 LAD 和 LCX 在 LMT 病变中都有广泛的血流灌注区域，并且都在开口处有病变，则 CX 开口处最终可能扩张不充分，如遇此种情况，从一开始便应考虑双支架技术。

IVUS 的应用

- 分叉部病变植入支架的治疗策略需建立在 IVUS 所提供的病变信息基础上。治疗前对斑块进行评估，以决定是否采取远端保护措施。
- 如果为严重钙化病变则采用旋磨术，并使用小直径 Scoring 球囊进行预扩张，以判断支架能否扩张良好。
- 再次使用 IVUS 观察病变，评估是否因夹层而需要延长支架的长度，并确定近端和远端支架的落脚点，通过造影进行标记。
- 支架植入后，观察远端是否有夹层。如果没有夹层，可将导丝从主支撤出，通过支架网眼送入分支，将分支的导丝撤出重新送入主支。对复杂病变应使用第 3 根导丝。
- 最后，后扩张前再次使用 IVUS 确认导丝是否在支架网眼外。

投照的角度

- 分支送入导丝时，需找好投照的角度，使透视下可以清楚地看到分支的开口。手术前造影时要确认哪个角度分开的最好，尤其是当分支考虑植入支架时，分支开口必须看得清楚。

分叉病变的各种支架技术

- 各种支架技术见图 11-63~图 11-69。

单支架技术（图 11-63）

① 将导丝分别送入主支和分支，并对欲留置支架的血管进行预扩张。通过预扩张提高对比度，如果分支开口处存在严重狭窄，在不引起夹层的前提下对分支也需要进行预扩张，以确保支架植入后开口不发生闭塞（图 11-63 ①）。

② 当主支植入支架时，分支的导丝会被夹在主支支架与血管壁之间（图 11-63 ②）。

③ 分支导丝放置不动，将另一根导丝穿过支架网眼送入分支（图 11-63 ③）。为节省导丝，如果支架远端没有出现夹层，通常会将主支的导丝撤回重新再利用。当导丝从支架的网眼送入分支时，可将原分支内的导丝撤回到支架近端，再从主支支架内推送到远端。

④ 将导丝重新穿入支架后，导丝是否通过支架网眼，应使用 IVUS 进行确认。在确认导丝通过的部位无误后，行支架内后扩张，如分支血管直径在 2.5mm 以上，可行球囊对吻（图 11-63 ④）。即使分支直径小于 2.5mm，如果出现血流障碍，也可使用小一号球囊进行扩张，并行球囊对吻。如果单独扩张分支，则分支周边的支架梁会被推向主支，造成轻度的狭窄，所以最后应对主支进行扩张整形。

⑤ -1 最后从主支使用 IVUS 进行评估（图 11-63 ⑤ -1）。

注意事项

在主支植入支架时需注意，主支支架不要压住分支导丝不透 X 光部分，应将导丝尽可能送至远端。导丝不透 X 光部分金属材料特殊，易发生损坏。尤其是在处理钙化病变时，高压扩张支架可能会使卡在分支的导丝无法撤回，如果强行撤出可导致导丝断裂。可推送 ASAHI Corsair（Asahi Intecc 公司）或小一点的球囊，仍无法撤出时可使用 Tornus（Asahi Intecc 公司）将其拔出。

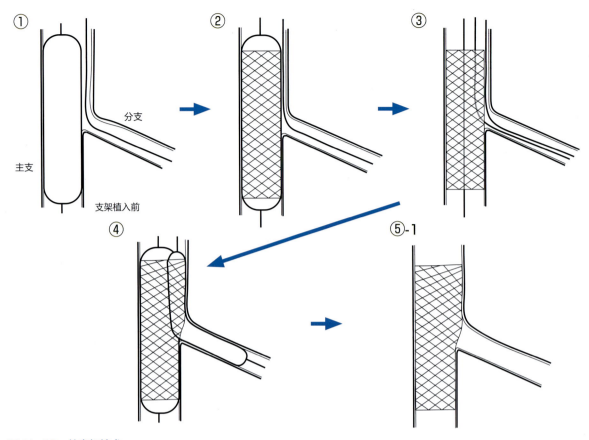

图 11-63　单支架技术

provisional T 形支架术

- 原计划以单支架技术结束治疗，但如果发现分支入口处仍残留严重的狭窄，或出现夹层导致血流受阻，并伴有胸部症状和心电图变化，则需要在分支追加植入支架，这就是"provisional 支架术"。因为支架通常在分支开口处植入，因此又称为 provisional T 形支架术（图 11-64）。
- 由于追加的支架需要通过主支支架的网眼，会导致严重的迂曲，在分支扩张不充分时，支架易在途中脱载。所以分支送入球囊时要了解有无阻力，阻力较大时可使用子母导管或多导丝技术。

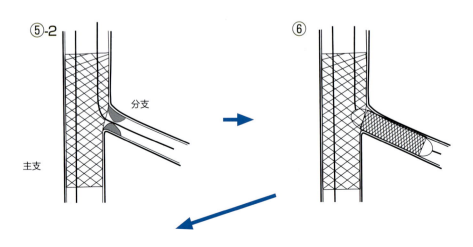

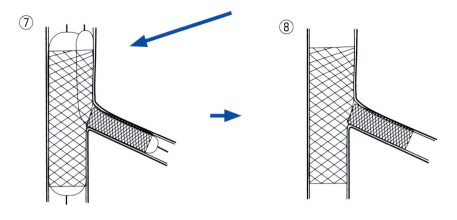

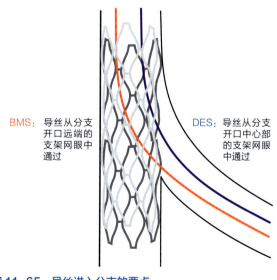

图 11-64　provisional T 形支架术

⑤ -2 分支残留严重狭窄，并伴有血流障碍（图 11-64 ⑤ -2）。

⑥ 在分支开口追加植入 1 枚支架（图 11-64 ⑥）。

⑦ 后扩张并行球囊对吻（图 11-64 ⑦）。

⑧ 最后通过 IVUS 确认分支支架是否导致主支支架变形（图 11-64 ⑧）。

> **重　点** ！　**导丝进入分支的要点**
>
> ● 如果是很小的分支，不需要太在意导丝进入的部位，但是 LMT 分叉部、LAD 和大的对角支、CX 和大的 OM 支、RCA 的 PL 和 PD 的分叉部，需要注意导丝进入分支的要点。在金属裸支架（bare metal stent，BMS）时代，导丝尽量从分支开口远端的支架网眼中通过，并行球囊对吻，分支开口充分扩张。而在药物洗脱支架（drug eluting stent，DES）时代，如果导丝从分支开口远端的支架网眼中通过，则在扩张分支时，主支的支架梁被拉到近端，可使主支支架变形、变粗，导致主支开口处再狭窄，因此，导丝要从分支开口中心部的支架网眼中通过（图 11-65）。

● 当支架远端出现夹层、撤回主支导丝存在风险时，以及支架近端不能充分扩张导丝需从支架外侧送入时，可使用 Crusade®（Kaneka Medics 公司）。

● 主支导丝可通过单轨腔送入分叉部，分支导丝可通过指引导丝腔推送。其操作性也得到了改进。关于 Crusade® 的更多信息，请参照"特殊微导管 Crusade® 的结构及操作方法"（p.124-128）。

BMS：导丝从分支开口远端的支架网眼中通过

DES：导丝从分支开口中心部的支架网眼中通过

图 11-65　导丝进入分支的要点

双支架技术

● 双支架技术可采用 culotte 支架术、T 形支架术、对吻支架术或挤压支架术，同时或者先植入分支支架。

culotte 支架术（Y 形支架术）（图 11-66）

● 从分支到主支近端植入支架后，通过支架网用球囊扩张主支，从主支近端跨过分支植入支架。由于主支近端两个支架是重叠的，所以该技术更适用于 LMT 等血管直径较大的病变。

● 由于分支支架是通过主支支架扩张的，所以分支支架应使用分支最大扩张直径较大的支架（至少能扩张到与主支血管相同的直径）。因此，分支血管也需具有能够植入一定尺寸支架的直径。

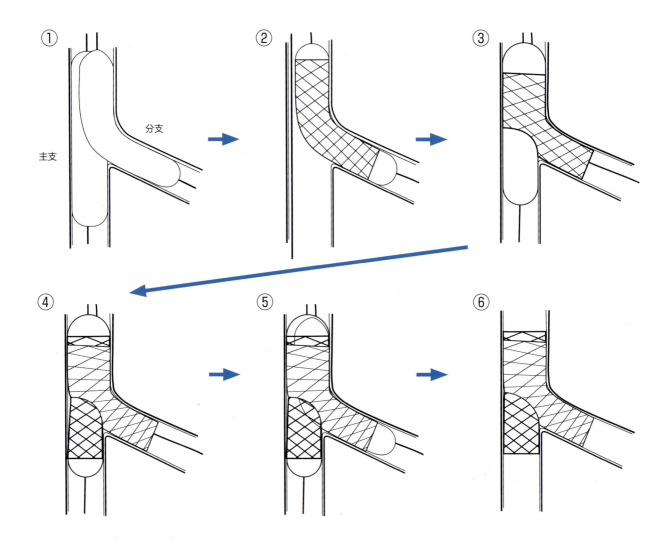

图 11-66　culotte 支架术（Y 形支架术）

① 为避免出现大的夹层，应选用大小合适的球囊进行预扩张（图 11-66 ①）。

② 从主支近端到分支植入支架（图 11-66 ②）。

③ 向"囚禁"的主支远端再送入一根导丝，用球囊扩张主支，撑开支架梁（图 11-66 ③）。

④ 向主支远端植入支架（图 11-66 ④）。

⑤ 从主支的支架网再次送入导丝至被"囚禁"的分支内，行支架内后扩张和球囊对吻（图 11-66 ⑤）。

⑥ 由于主支近端两个支架是重叠的，因此需通过 IVUS 确认两层支架是否充分压贴（图 11-66 ⑥）。

改良 T 形支架术（图 11-67）

● 由于分支的分叉角度较大，当从主支近端向分支植入支架时，会发生支架弯曲和支架梁变形的可能，此时可选择改良 T 形支架术。

● 由于两个支架不重叠，而且不完全贴壁的风险小，因此常用于 LMT 病变。但是，分支支架须准确覆盖开口处。如果无法覆盖，则可导致分支再狭窄，如果进入主支，可引起支架微挤压，因此，需用 IVUS 对分支开口处进行评估和确认。

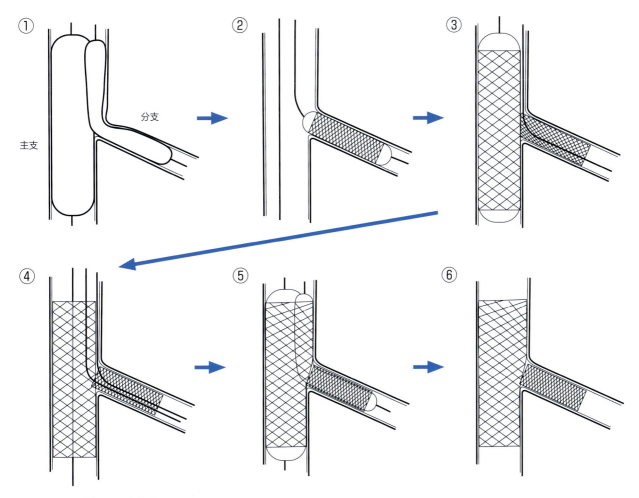

图 11-67　改良 T 形支架术

① 为避免出现大的夹层，应选用大小合适的球囊进行预扩张。（图 11-67 ①）。

② 分支支架恰好植入开口处。此时，应以充分暴露分支开口的角度进行投照（图 11-67 ②）。

③ 于主支植入支架（图 11-67 ③）。

④ 将分支导丝再次送入分支支架中（图 11-67 ④）。

⑤ 支架内后扩张，并行球囊对吻（图 11-67 ⑤）。

⑥ 两个支架几乎不重叠，但分支开口处有覆盖不全的风险（图 11-67 ⑥）。

对吻支架术或 V 形支架术（图 11-68）。

● 又称 shot gun stenting 支架术，是一种同时扩张和植入两枚支架的方法。由于在近端两个支架之间形成一金属脊，因此有支架内血栓形成和再狭窄的风险，除紧急情况下必须在 LMT 分叉处植入支架，否则一般不使用该技术。

● 短 LMT 病变或者 LAD、LCX 开口处病变而 LMT 无病变时，LMT 无须植入支架，而 LAD 和 LCX 各植入一枚支架的方法称为 V 形支架术。因两个支架独立贴壁，所以血栓风险小。V 形支架术的操作步骤如图 11-68 所示。

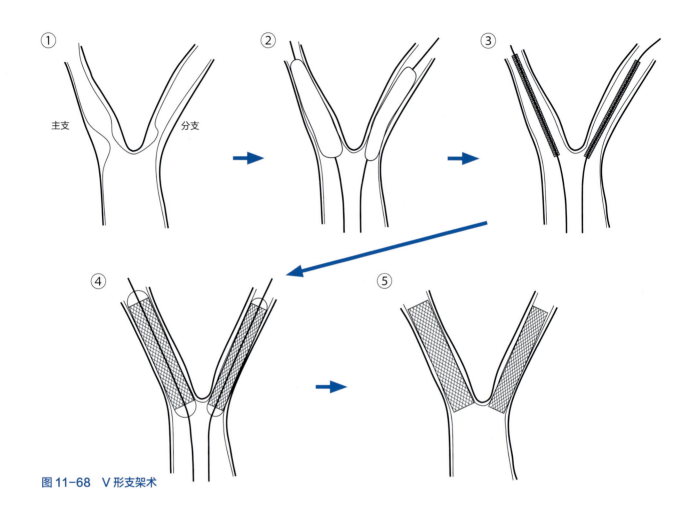

图 11-68 V 形支架术

① 推送导丝通过病变，并行预扩张（紧急情况下可省略）（图 11-68 ①）。

② 两个支架的近端定位在分叉部位（图 11-68 ②）。

③ 两个支架同时充分扩张（图 11-68 ③）。

④ 由于近端没有支架，两个支架独立贴壁，所以血栓形成和再狭窄的风险也非常小。

挤压支架术（图 11-69）

● 进入 DES 时代，挤压支架术是由 Colombo 教授等人设计的一种方法，目的是使分支和主支之间的支架没有间隙。

● 虽然是一个非常新颖的方法，但导丝再次送入分支的成功率较低，并且有的地方支架三层重叠，造成支架贴壁不良而增加支架内血栓形成的风险。

● 由于慢性期分支开口处再狭窄率较高（>20%），因此目前已不再使用该技术。

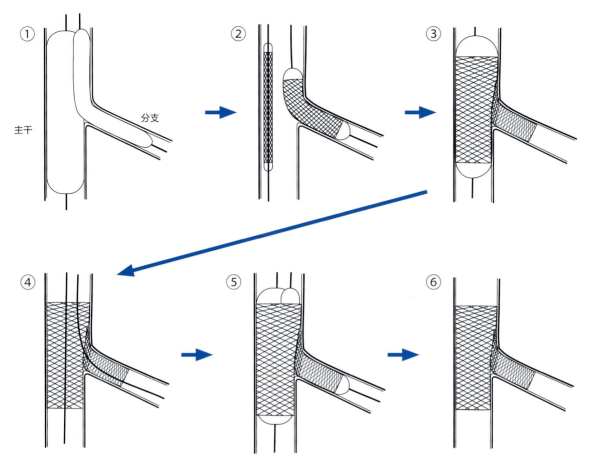

主干　分支

图 11-69　挤压支架术

① 行预扩张（图 11-69 ①）。

② 同时推送主支和分支的支架至定位处。首先扩张分支支架（图 11-69 ②）。

③ 撤出分支的球囊和导丝，扩张主支支架，主支支架近端挤压分支支架（图 11-69 ③）。

④ 于分支重新穿导丝（图 11-69 ④）。

⑤ 支架内后扩张，最后行球囊对吻（图 11-69 ⑤）。

⑥ 被挤压的支架有三层重叠（图 11-69 ⑥）。

技巧和窍门

撤出被卡在支架梁中的分支导丝

- 在钙化病变和高压扩张时，被卡住的距离越长，撤回分支导丝所遇的阻力就会越大。此时，用力拉导丝会牵拉指引导管。特别是在 LMT 病变中，牵拉指引导管可引起支架近端变形，所以一定要注意指引导管的位置。

- 如果撤出困难，可沿分支导丝送入 ASAHI Corsair 等微导管或 1.5mm 小直径球囊至支架处，如此操作很容易撤回导丝。

- 一旦导丝开始移动，要以一定的速度撤出，中途停止会增加阻力，且有导丝断裂的风险。

- 如果无论如何都无法撤出时，可推送 Tornus 至支架外侧来撤出导丝。此时，因支架会略浮起于血管壁上，所以要进行支架后扩张整形。
- 另外，卡在支架梁上的导丝有时头端缠绕部分会剥脱，因此，再次使用时要检查头端的形状，确认有无损坏。

球囊对吻时，因导丝扭曲和缠绕而无法推送至病变处

- 当推送和撤出球囊、支架和 IVUS 导管等器械时，有时 2 根导丝会缠绕在一起，从而无法后扩张和推送对吻球囊。
- 仅术者在导丝近端操作是无法解除导丝缠绕的，通常将易通过的主支导丝推送至球囊头端使其重新通过。
- 之后，如果推送球囊时感到有阻力，尽管麻烦也应通过 IVUS 检查，确认导丝没有卡住近端支架梁。

小结

- 单支架技术是分叉病变支架植入的基础，重要的是应避免主支再狭窄和血栓事件的发生。分支仅行球囊扩张发生再狭窄时，可考虑植入支架或使用药物洗脱球囊。
- 另外，还应掌握所使用支架的结构特点。可以做个备忘录，方便在第一时间了解各种支架在主支和分支的最大扩张压。
- 未来定向冠状动脉斑块旋切术（DCA）有望通过其消蚀作用，进一步提高支架治疗分叉病变的效果。

一点儿建议

- 两个支架可能会出现意想不到的变形（如延长和缩短等），因此应使用 IVUS 或 OCT 进行评估和确认。
- 治疗分叉病变时可以考虑双支架技术，但应确保主支植入一个支架。

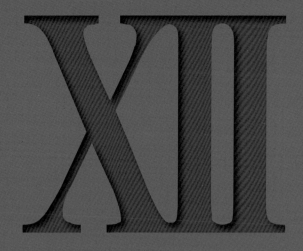

XII

应掌握的并发症及处理方法

浜中一郎 　日本洛和会丸太町医院·洛和会京都血管治疗中心心脏内科

冠状动脉穿孔

虽然冠状动脉穿孔是 PCI 中少见的并发症，但如果处理不当则会危及生命。因此，定期进行影像学的培训对正确处理该并发症非常重要。

Point

首先掌握以下要点

1 冠状动脉穿孔包括导丝引起的冠状动脉远端穿孔和球囊、支架扩张时引起的穿孔，不论哪种穿孔都可引发心包填塞而导致血流动力学紊乱，甚至危及生命。

2 如果及时采取措施可以避免发生心包填塞，因此熟悉冠状动脉穿孔的处理方法并采取适当的措施很重要。

3 对于导丝引起的穿孔，可用微导管行负压抽吸和自体血栓及弹簧圈进行止血。

4 如果穿孔是喷射状外漏，可使用灌注球囊或覆膜支架以确保止血。

5 根据病变的特点和患者的临床表现，对冠状动脉穿孔的发生进行预测，并积极处理。

冠状动脉穿孔的种类

导丝引起的冠状动脉穿孔

- 有使用亲水涂层聚合物导丝引起的冠状动脉远端穿孔（**图 12-1a**）和在 CTO 病变中使用硬导丝操作时导丝穿透至血管外引起的穿孔（**图 12-1b**）。
- 多数情况下，CTO 病变中的导丝穿孔，在 CTO 病变治疗后多可自发止血，但冠状动脉远端的导丝穿孔，通常不会自发止血。
- 造影时如发现造影剂漏出血管外，需立即采取相应的措施。

球囊、支架扩张及旋磨时引起的冠状动脉穿孔

- 扩张球囊和支架或进一步行旋磨术引起的冠状动脉穿孔，通常会出现剧烈的胸痛并伴有心动过缓和低血压。
- 使用尺寸明显比对照血管直径偏大的器械时会引起冠状动脉穿孔；处理血管内斑块分布不均匀、偏心性钙化病变以及迂曲病变时，即使使用正常尺寸的器械，也会引起穿孔。
- 若出血量很多，会很快发生血流动力学紊乱，因此需及时采取相应的措施。

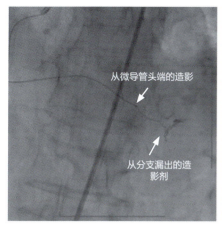

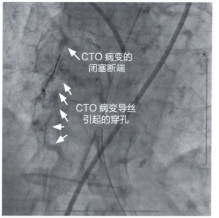

a　　　　　　　　　　　　　　b

图 12-1　导丝引起的冠状动脉穿孔

a：右冠状动脉远端的分支可见造影剂漏出。穿孔是由于使用了亲水涂层聚合物导丝造成的。

b：对 CTO 病变进行 PCI 时，CTO 病变中所用的硬导丝穿入血管外而引起的穿孔。

导丝引起的冠状动脉穿孔

● 图 12-2 所示的为导丝引起的冠状动脉穿孔病例。造影时当造影剂从冠状动脉远端
漏出时，首先要确认是漏入心室内还是心包腔还是心肌内。如果是漏入心包腔，应
立即进行如下操作进行止血。

① 首先，于穿孔的分支血管远端再次送入导丝，并推送微导管。

② 接着用微导管持续负压抽吸，以阻断远端血流；如果仍无法止血，则通过微导管
使用血栓凝块或弹簧圈进行止血（图 12-3）。

③ 所使用的血栓凝块是通过将凝血酶与自体血液混合而制成的。

④ 使用血栓凝块止血，慢性期常可再通；而使用弹簧圈进行栓塞，虽然日后不能再
通，但可以实现可靠的止血。

注意事项

血栓凝块是由凝血酶与自体
血液在体外混合而制成的。
此时加入少量造影剂，可以
在注入时更好地了解血栓的
状况。

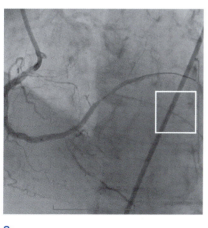

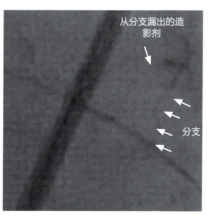

a　　　　　　　　　　　　　　b

图 12-2　导丝引起的冠状动脉穿孔病例

a：右冠状动脉 CTO 病变治疗后，最终造影证实远端有造影剂滞留。

b：当微导管送入至 PL 分支并行头端造影时，证实了造影剂从该分支分出来的更小的分支漏出。

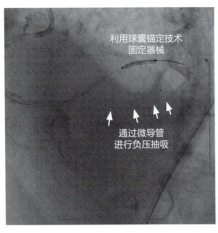
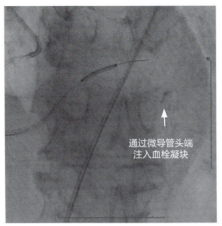

利用球囊锚定技术
固定器械

通过微导管
进行负压抽吸

通过微导管头端
注入血栓凝块

a　　　　　　　　　　　　b

图 12-3　导丝引起冠状动脉穿孔的处理方法

a：用注射器抽吸微导管施以负压，选择性阻断远端分支血流，以达到止血目的。为固定微导管位置，于 PL 残留病变部位行球囊锚定技术。

b：由于单纯负压抽吸可能无法达到止血效果，因此将微导管推送至远端分支，并从头端注入自体血栓凝块。

球囊、支架扩张及旋磨时引起的冠状动脉穿孔

- 球囊和支架扩张及旋磨所引起的冠状动脉穿孔，有时可根据血管外造影剂的滞留程度密切观察，但当出现喷射状外漏时，即刻会出现血流动力学紊乱，必须准确快速处理（图 12-4）。
- 冠状动脉穿孔的预测因素包括老年女性、严重钙化的复杂病变、纤细的血管、偏心性病变、迂曲病变以及失去弹性的血管等。
- 下面以喷射状外漏为例，介绍其处理方法。

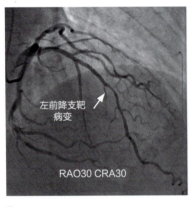

左前降支靶
病变

RAO30 CRA30

a

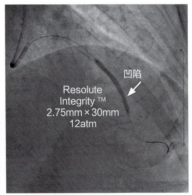

凹陷

Resolute
Integrity™
2.75mm×30mm
12atm

b

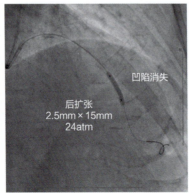

凹陷消失

后扩张
2.5mm×15mm
24atm

d

支架植入后的造影图像

c

图 12-4　喷射状外漏冠状动脉穿孔的病例

a：劳累型心绞痛患者 PCI 前的造影结果（RAO cranial 位像）。左前降支中段可见狭窄病变。（FFR：0.77）

b：用 2.5mm 的球囊预扩张后，在 12atm 下植入 2.75mm 的支架（Resolute Integrity™，Medtronic 公司）。支架远端膨胀不全，留有凹陷。

c：支架植入后立即造影，未见造影剂漏出。

d：为改善支架膨胀不全，使用了 2.5mm 的非顺应性球囊进行高压扩张（20atm），凹陷遂消失。同时患者主诉出现了剧烈的胸痛。

冠状动脉穿孔（喷射状外漏）时的早期处理方法（图12-5）

- 在球囊和支架扩张过程中，如果患者主诉异常剧烈的胸痛，应立刻减压停止扩张，在原位留置减压球囊的同时轻轻地进行造影，确认有无穿孔。若确认造影剂漏出血管外后，应立即使用同一球囊开始低压压迫止血。
- 当撤回球囊或行冠状动脉内旋磨术后，一旦发现球囊从冠状动脉撤出后出现穿孔，应立即使用大小相匹配的球囊（既不扩大穿孔还可能止血的球囊）进行止血。
- 开始止血的同时，确保中心静脉通路以应对心动过缓（植入临时起搏器），监测活化凝血时间（activated coagulation time，ACT），给予镇痛剂，准备灌注球囊，同时通过超声心动图评估心包积液（心包填塞）的情况。
- 止血上，以球囊扩张的压迫止血为基本方法。因此，为避免发生不可逆的心肌损伤，可使用灌注球囊。应迅速将初期用于止血的球囊更换为灌注球囊，但灌注球囊通常推送性（至病变处的通过性）较差。
- 因此对于残存的近端狭窄病变、严重钙化病变及迂曲病变等，有可能需植入覆膜支架，此时在保持球囊扩张的同时，进行其他路径的穿刺，送入第2根指引导管，并更换成灌注球囊。

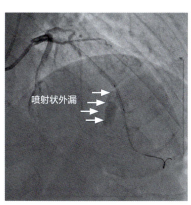

a

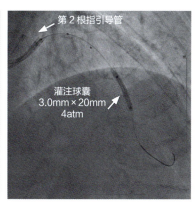

b

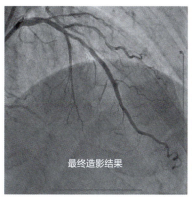

c

d

图12-5　喷射状外漏致冠状动脉穿孔的早期处理方法

a：在扩张球囊时患者出现剧烈的胸痛、球囊减压后保持位置不变的情况下进行造影，确认已发生穿孔。

b：球囊于原位低压下再扩张。此时通过股动脉路径送入第2根指引导管。迅速送入灌注球囊进行替换。

c：撤出导丝至近端，并用灌注球囊继续止血。

d：经过30min的止血，血管外的造影剂减少。确认球囊止血有效，用鱼精蛋白中和肝素，进一步止血20min。最终行造影确认已止血。

球囊扩张止血时的注意事项

- 止血开始后，边在低压下扩张球囊边进行造影，以确认止血的效果，并维持远端的血流。灌注球囊，由于导丝腔与灌注腔相通，所以将指引导丝撤回至近端标记处，可获得更多的血流量。
- 通常球囊需扩张 15~30min，然后球囊放气并造影确认止血效果。如果仍持续出血，则需延长压迫时间继续止血。
- 压迫止血过程中监测 ACT 非常重要。为确保球囊止血效果，需用鱼精蛋白中和肝素，但过量会导致指引导管和冠状动脉内血栓形成，引起新的并发症，因此需将 ACT 控制在 200~250s 为宜。然而，若预计植入覆膜支架，则无须中和肝素。
- 如果心包填塞导致的血流动力学异常无法改善，则须行心包穿刺。

注意事项

开始用鱼精蛋白中和肝素后，请确保每 3~5min 用生理盐水冲洗导管一次，以防止导管中血栓形成。

使用覆膜支架（图 12-6）

- 如果球囊反复扩张未能止血，可考虑使用覆膜支架。但是在使用覆膜支架时，前提是病变事先已经得到充分的扩张，因为其结构（图 12-6）特点易发生支架膨胀不良，从而导致急性冠状动脉闭塞、慢性再狭窄及再闭塞等风险。
- 覆膜支架较硬，所以通过性不好。如前所述，当狭窄病变位于血管近端，或为严重钙化、迂曲病变时，若预计覆膜支架难以推送，可考虑使用子导管。
- 植入覆膜支架，使其在穿孔部位的前后牢牢贴壁。特别是冠状动脉内旋磨术引起的穿孔，由于裂孔可能会沿着血管纵向扩大，所以确定好穿孔部位非常重要。
- 因此，边在前后移动止血球囊边进行造影，通过确认有无出血，准确地识别穿孔部位纵向裂孔的位置。
- 如果覆膜支架贴壁不良仍会有渗漏，所以应通过造影及使用 IVUS，确认是否覆盖牢固。
- 植入覆膜支架时，通常将 ACT 控制在 300s 左右。

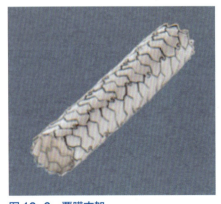

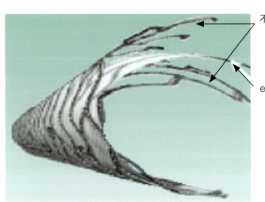

不锈钢

ePTFE 膜

图 12-6　覆膜支架

ePTFE膜夹在2个不锈钢支架之间的人造血管。

血管穿孔的预测

- 前面主要介绍了发生冠状动脉穿孔时的处理方法，但术前的预测也很重要。
- 一般来说，老年人和女性是发生冠状动脉穿孔的高危人群。另外，糖尿病及长期服用糖皮质激素的患者也属于高危人群。
- 弥漫性和偏心性病变、血管纤细及迂曲部心内膜侧伴偏心性钙化病变等均为血管穿孔的危险因素。
- 当使用旋磨术治疗严重迂曲的病变时，由于指引导丝偏移和血管痉挛，导致斑块对侧正常血管壁被过度消蚀以及使用大尺寸的旋磨头时也会引起冠状动脉穿孔。
- 图 12-7 所示的为前述支架植入后出现穿孔并于治疗前行 IVUS 检查的病例，图中可见内膜侧有偏心性钙化病变，外膜侧几乎无斑块，此病例具有上述所有危险因素的特点。
- 如果存在这些高危因素，应尽量选择小一号的支架，并观察影像变化扩张至适当的大小。

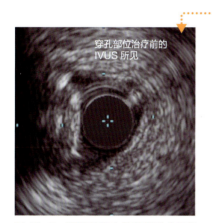 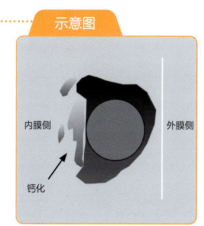

穿孔部位治疗前的 IVUS 所见

示意图

内膜侧　外膜侧

钙化

图 12-7　冠状动脉穿孔部位治疗前的 IVUS 图像
内膜侧可见钙化病变，而外膜侧几乎没有斑块。

血管穿孔的预后

- 即使发生血管穿孔，一旦完全止血则不会出现再次破裂的风险，且如果没有残留膨胀不全，预后均良好。

向患者及家属解释说明

- 冠状动脉穿孔是 PCI 并发症的一种，即便采取各种预防措施，也有一定的发生概率。术前必须说明这是可能会发生的并发症。一旦发生穿孔，如前所述，迅速进行处理极为重要，同样向患者本人及家属说明也很重要。
- 此时患者不仅会出现胸痛，也会因周围气氛的变化而感到强烈的不安和焦虑。遇此情况，用球囊止血治疗一段时间后，应镇静地向患者说明目前的情况及治疗方案（如有使用覆膜支架及血栓栓塞的可能）。
- 对家属也应耐心地解释和说明，如果发生穿孔，手术时间会延长，充分地止血后预后良好。

安斉 均　　日本富士重工业健康保险组合太田纪念医院循环内科

无复流 / 慢血流

无复流 / 慢血流现象是 PCI 中非常常见的并发症之一。对于术者来说，必须掌握相关知识及处理方法。本文将介绍容易发生无复流 / 慢血流现象的病变特点及处理方法。

Point

首先掌握以下要点

1 无复流 / 慢血流现象是 PCI 中常见的并发症，需掌握其处理方法。

2 多发生于急性心肌梗死再灌注治疗期间（约 10%）。

3 由于获得 TIMI 3 级血流对心肌梗死的急性期预后影响很大，因此术者应尽可能努力获得 TIMI 3 级血流。

4 通常经指引导管选择性给予冠状动脉扩张药可改善无复流 / 慢血流现象，但有时也可使用微导管向冠状动脉远端选择性给药或使用血栓抽吸导管进行治疗。

5 尽管远端保护装置的有效性仍存争议，但根据患者的临床情况、病变特点（造影及 IVUS 所见）预防性使用可能有一定的临床意义。

无复流的典型病例

- PCI 中慢血流的定义为狭窄解除后的冠状动脉血流为 TIMI 2 级，无复流为 TIMI 0/1 级。
- PCI 中的无复流 / 慢血流现象可见于很多病例，但通常多发生于急性心肌梗死等急性冠脉综合征的病例中（10%）(图 12-8)。
- 稳定型心绞痛也会有 1% 左右的发生率。作为 PCI 中非常常见的并发症之一，PCI 术者应掌握其相关知识和处理方法。

一点儿建议

是否为慢血流？
- 缺乏经验的术者有时会将紧急情况下病变扩张后产生的造影延迟判断为慢血流。

- 当然，首先应确认病变部位的狭窄确实得到改善。
- 不确定时可改变投照角度进行造影，仔细观察病变，评估有无夹层和再闭塞 (图 12-9)。

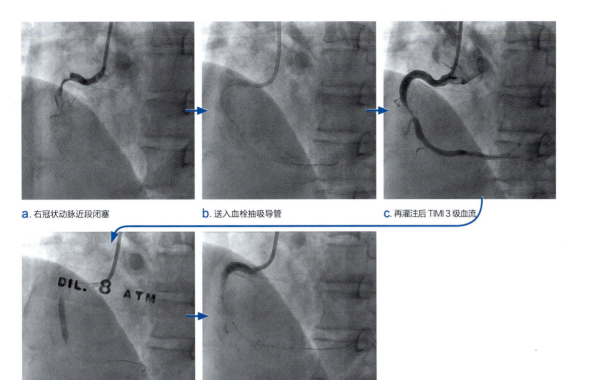

a. 右冠状动脉近段闭塞

b. 送入血栓抽吸导管

c. 再灌注后 TIMI 3 级血流

d. 残余狭窄处球囊扩张

e. 发生了无复流

图 12-8 无复流的典型病例

急性下壁心肌梗死病例，右冠状动脉近段闭塞。造影示可疑大量血栓，血栓抽吸导管抽吸后TIMI 3级血流，但球囊扩张后出现了无复流。

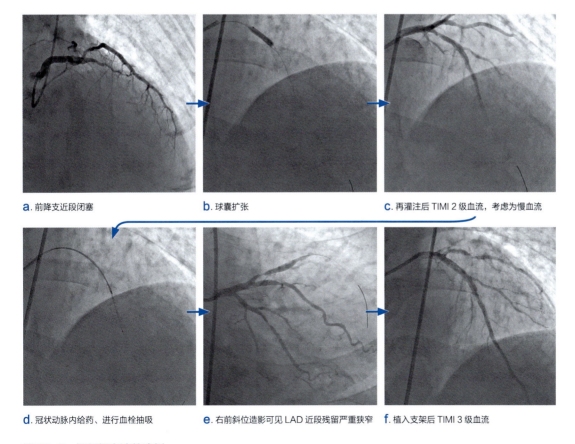

a. 前降支近段闭塞

b. 球囊扩张

c. 再灌注后 TIMI 2 级血流，考虑为慢血流

d. 冠状动脉内给药、进行血栓抽吸

e. 右前斜位造影可见 LAD 近段残留严重狭窄

f. 植入支架后 TIMI 3 级血流

图 12-9 疑似慢血流的病例

急性前壁心肌梗死病例，前降支近段闭塞。行血栓抽吸、球囊扩张后出现慢血流，再次经冠状动脉内注入药物和抽吸血栓后血流仍未改善。改变投照角度进行造影，发现病变处有严重的残余狭窄而导致造影剂延迟。支架植入后慢血流得以改善。

心肌声学造影

- PCI 中无复流 / 慢血流现象的评估是根据造影结果进行判断的（TIMI 血流分级和心肌呈色分级）。
- 然而，将含有微气泡的超声造影剂注入冠状动脉，并通过超声评估心肌灌注情况的心肌声学造影法，对了解无复流现象的病理生理学机制和临床意义有很大的帮助。

名词解释 ▶ ● TIMI（thrombolysis in myocardial infarction trial）血流分级（**表 12-1**）是通过冠状动脉造影评估冠状动脉再灌注程度的一种方法。

名词解释 ▶ ● 心肌呈色分级（Myocardial blush grade）（**表 12-2**）是再灌注治疗后根据造影所见评估心肌水平的血流的一种方法。

表 12-1　TIMI 血流分级

3	造影剂完全、迅速充盈远端血管并快速清除
2	造影剂可完全充盈远端血管，但充盈和清除速度延缓
1	造影剂部分通过，狭窄的远端不能完全充盈
0	血管闭塞远端无前向血流

表 12-2　心肌呈色分级

0	造影后无心肌呈色
1	造影后可见到少量心肌呈色
2	心肌中等程度呈色，但低于非梗死区域的呈色
3	正常心肌呈色

心肌声学造影与 TIMI 分级的相关性

- 在急性心肌梗死的再灌注治疗中，按以前的标准，如果获得 TIMI 2 级或 3 级血流，即定义为再灌注治疗成功。
- 然而，当通过心肌声学造影进行评估时，发现所有 TIMI 2 级血流的病例都出现了无复流现象，即使是 TIMI 3 级血流，也有 16% 的人可见无复流现象（**图 12-10**）。

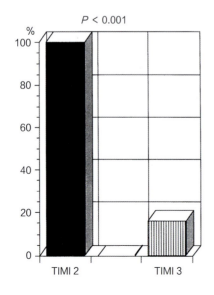

P < 0.001

重　点 ❗

- 虽然目前进行心肌声学造影的机会很少，但是应切记对急性心肌梗死患者进行再灌注治疗时，努力获得 TIMI 3 级血流是非常重要的。

图 12-10　心肌声学造影无复流现象的发生率
（引自：Ito H, Okamura A, Iwakura K, et al：Myocardial perfusion patterns related to thrombolysis in myocardial infarction perfusion grades after coronary angioplasty in patients with acute anterior wall myocardial infarction. Circulation 93：1993-1999, 1996.）

通过 IVUS 评估无复流

- 无复流／慢血流可以预测吗？当然没有 100% 的预测方法。但是在临床实践中，PCI 术者应对每个病例根据以下情况进行风险评估：
  ① 临床和技术背景：急性冠状动脉综合征、静脉移植桥、实施冠状动脉旋磨术。
  ② 造影所见：直径较大的血管、不规则病变、可疑透亮样血栓、溃疡病变。
  ③ IVUS。
- 通过 IVUS 影像判断，下列病变易发生无复流现象（图 12-11）：
  ① 血管正性重构。
  ② 斑块负荷量大。
  ③ 低辉度斑块。
  ④ 超声衰减表现。

名词解释 ● 正性重构：病变部位的血管直径大于前后正常血管的直径。通常病变部位斑块负荷量大，如急性冠脉综合征罪犯病变的易损斑块。

名词解释 ● 超声衰减：IVUS 的一种影像表现，提示无复流的风险很高。尽管没有钙化，但发生超声衰减，无法识别血管外膜。可能与微钙化和胆固醇结晶的存在有关。

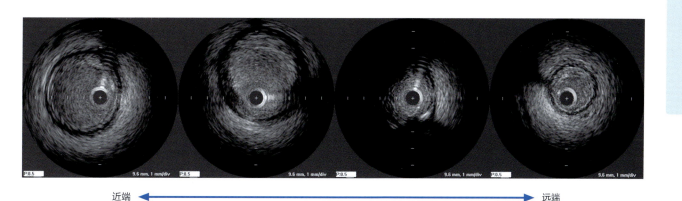

近端 ◀――――――――――――――▶ 远端

图 12-11 易发生无复流的 IVUS 图像特点
如观察到正性重构、低辉度超声图像及超声衰减，则可判断产生无复流现象的风险很高。

一点儿建议

- 通过 IVUS 明确诊断血栓实际上很困难。但如发现浮动的团块和模糊的影像，应高度怀疑为血栓。

支架植入后的冠状动脉无复流／慢血流

- 特别是对急性冠脉综合征进行 PCI 时，支架植入后的后扩张既有有利的一面（可减少急性支架内血栓形成和再狭窄）也有不利的一面（增加了无复流／慢血流的发生风险，减少了挽救心肌的效果），因此要权衡获益和风险之间的关系后再确定治疗策略（图 12-12）。

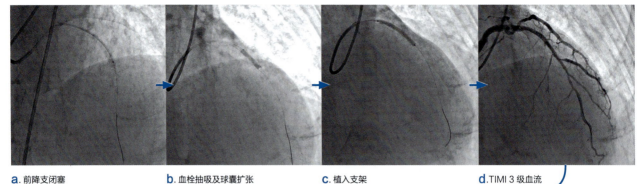

a. 前降支闭塞 **b.** 血栓抽吸及球囊扩张 **c.** 植入支架 **d.** TIMI 3 级血流

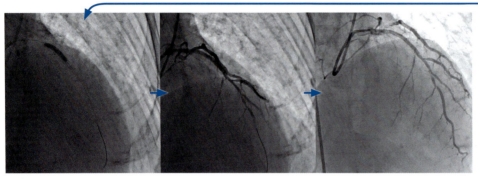

e. 后扩张 **f.** TIMI 2 级的慢血流 **g.** 最终造影结果

图 12-12　支架植入后冠状动脉慢血流的病例

a ～ c：前降支闭塞的急性心肌梗死病例。通过血栓抽吸导管进行抽吸后球囊扩张，之后用 9atm 植入支架。

d ～ f：造影证实为 TIMI 3 级血流，但因发现支架扩张不充分，故进行了后扩张，之后患者出现了胸痛和心电图 ST 段抬高，造影提示出现了 TIMI 2 级的慢血流。

g：冠状动脉内给予尼可地尔后，慢血流得到了改善。

旋磨术相关的慢血流

- 旋磨术是利用高速旋转（约 200 000r/min）的带有钻石颗粒的旋磨头，消蚀动脉硬化病变的介入治疗方法（图 12-13）。
- 旋磨术导致的冠状动脉痉挛、破碎的微小组织、微血栓引起的末梢栓塞，这些均可引起冠状动脉慢血流。

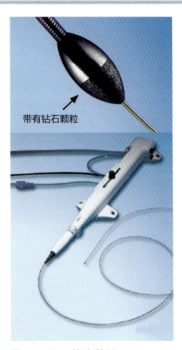

带有钻石颗粒

图 12-13　旋磨装置

- 为减少慢血流的发生，操作上要注意选择适当尺寸的旋磨头，减少旋磨时间和降低旋磨转数，尽管如此，慢血流的发生率仍在 10% 左右（图 12-14）。
- 通常，慢血流引起的 ST 段抬高和胸痛会在短时间内消失。

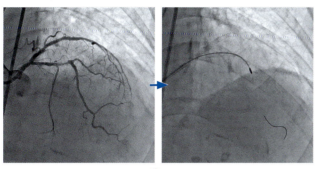

a. 前降支（第 7 段）狭窄   b. 实施旋磨术

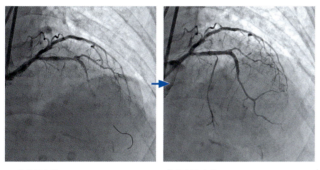

c. 发生慢血流   d. 慢血流改善

图 12-14　旋磨术导致的慢血流病例

该病例为前降支病变，即使使用高压球囊仍无法充分扩张病变，因此选择旋磨术。旋磨时患者出现胸痛和心电图ST段抬高。造影证实为慢血流，故冠状动脉内给予尼可地尔和硝普钠，后慢血流得到改善。植入支架并进行充分的扩张。手术结束时ST段恢复至等电位线，血流为TIMI 3级。术后未发现CK升高。

冠状动脉内给药

- 表 12-3 所示的为发生无复流／慢血流时心脏导管室常使用的药物。
- 很多医院使用尼可地尔和硝普钠作为治疗药物。

表 12-3　发生无复流／慢血流时常使用的药物

药物名称	规格	作用机制	给药方法
尼可地尔	2mg／瓶 12mg／瓶 48mg／瓶	K_{ATP}通道开放和类硝酸盐作用	溶于生理盐水或5%的葡萄糖液中，每次给药2mg。为避免发生室颤，需在1min内缓慢给药。
硝普钠	6mg／2mL 30mg／10mL	硝酸盐类药物，提供NO	溶于5%的葡萄糖液中，每次给药60μg
维拉帕米	5mg／2mL	Ca拮抗剂	溶于生理盐水或5%的葡萄糖液中，每次给药500μg，大于1min则缓慢给药

冠状动脉远端给药的导管（LUMINE® 导管）

- 通常认为前述药物如果能直接在冠状动脉远端给药效果会更好。
- 从指引导管给药的方法很常见，但如果慢血流不能得到充分改善，可以考虑使用微导管选择性给药。
- 使用微导管给药时，需要撤出导丝。
- 但是，LUMINE® 导管（Tokai Medical Products, Inc.）是单轨系统，可以不撤出导丝直接给药，而且导管头端有很多侧孔，所以有类似喷雾状注入药物的特点，可以提高给药效果（图 12-15）。
- 另外，如果使用后述的血栓抽吸导管，从抽吸腔内给药的话，则无须撤出导丝。

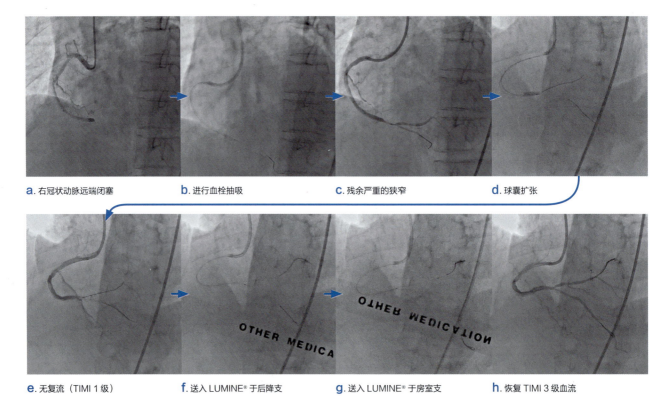

a. 右冠状动脉远端闭塞　　b. 进行血栓抽吸　　c. 残余严重的狭窄　　d. 球囊扩张

e. 无复流（TIMI 1 级）　　f. 送入 LUMINE® 于后降支　　g. 送入 LUMINE® 于房室支　　h. 恢复 TIMI 3 级血流

图 12-15　使用 LUMINE® 导管的病例

右冠状动脉远端闭塞导致急性心肌梗死的病例。通过血栓抽吸导管抽吸后血流恢复到 TIMI 3 级，但残留严重的狭窄。在狭窄部位追加了球囊扩张后，血流变成了 TIMI 1 级。向后降支和房室支分别送入 LUMINE® 导管，进行选择性注射硝普钠后，冠状动脉血流明显改善。

血栓抽吸导管

- 急性心肌梗死的罪犯病变与血栓有关，从挽救心肌的角度来看，抽吸病变部位的血栓，预防栓塞非常重要。
- 血栓抽吸导管由不同商家销售，但结构基本相同（图 12-16、图 12-17）。

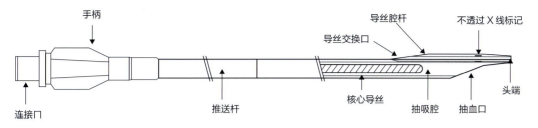

图 12-16 血栓抽吸导管的结构

指引导丝腔短为单轨型，其头端有开口。

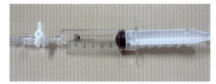

a. 关闭调节阀，使其处于负压状态

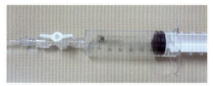

b. 打开调节阀，抽吸

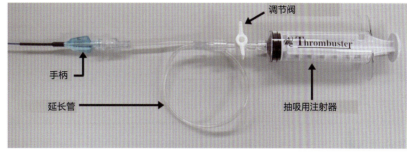

c. 抽吸导管全貌

图 12-17 血栓抽吸导管

a：将抽吸用注射器连接到导管近端的手柄处，关闭调节阀，使注射器保持负压。

b：推送导管头端至病变近端，打开调节阀，从头端的抽吸口抽吸血栓。

注意事项	如果不能抽吸或抽吸不畅，可能是头端的抽吸口被卡在病变部位，或者是大的血栓堵住了抽吸口。对于前者，可将导管向近端拉出，则可重新开始抽吸；对于后者，则不能重新抽吸，需要将导管撤出体外。需要注意的是，此时要保持持续负压抽吸，否则血栓易从抽吸导管头端脱落至指引导管内。

远端保护装置

- 如前所述，通常很难准确地预测何时发生无复流／慢血流。
- 但是在 PCI 术者确定发生慢血流的风险较高时，可作为预防措施使用远端保护装置。
- 以前多使用头端带有球囊的特殊导丝 [（GuardWire® 远端球囊封堵保护系统（GuardWire®，Medtronic 公司）]，但现在很少用于冠状动脉的介入治疗。
- 目前，可使用的远端保护装置有滤网型 FILTERP™ (Nipro 公司) 和 Parachute™ (TriMed 公司) 2 种类型（表 12-4）。

表 12-4　FILTRAP™、Parachute™ 的特点

表 12-4　FILTRAP™、Parachute™ 的特点

	系统	滤器结构	滤器扩张直径/长度	滤器网孔	推送杆长度
FILTRAP™	由滤器导丝、专用输送导管和回收导管组成	滤器材料为镍钛合金，表面附着聚氨酯膜	5 / 15mm 6.5 / 15mm 8 / 18 mm	100μm	180cm，300cm
Parachute™	单独使用管腔为0.027in或更大的微导管进行推送和回收	金属丝编织的网篮样结构	5 / 13mm 8 / 20mm	0~250μm	190cm，300cm

FILTRAP™ 和 Parachute™ 的特点

- 虽然 FILTRAP™ 滤器网孔较小，但更容易堵塞，易发生后述的滤器无复流现象 **（图 12-18）**。
- 另外，FILTRAP™ 须通过自身滤网导丝通过病变，对于复杂病变可能难以通过 **（图 12-19）**。
- Parachute™ 通常经导丝通过病变后，通过微导管更换为 Parachute™，送入病变远端 **（图 12-20、图 12-21）**。
- 另外，使用 FILTRAP™ 时，有时会发生半折叠型导管在支架植入后，卡在支架的近端而难以送入的情况。
- 通过改变指引导管的方向或对半折叠型导管的头端进行塑形，可以解决上述问题。

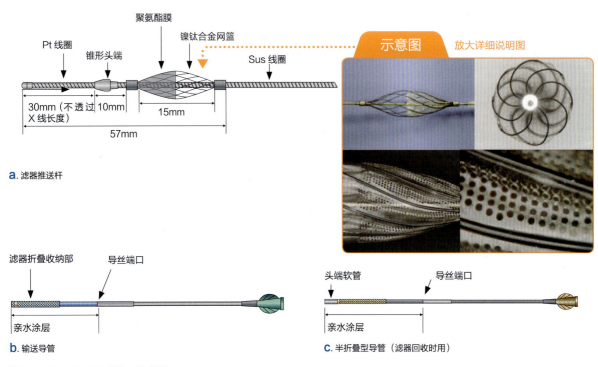

图 12-18　FILTRAP™ 的结构

a：滤器长度的一半涂有聚氨酯膜。
b、c：都是快速交换型。

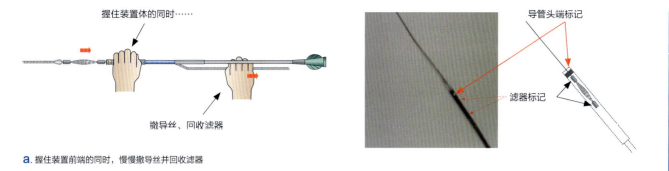

握住装置体的同时……

导管头端标记

撤导丝、回收滤器

滤器标记

a. 握住装置前端的同时，慢慢撤导丝并回收滤器

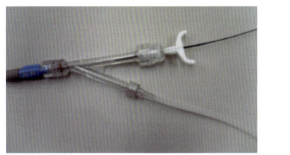

b. 使用可撕开的专用插入装置，插入 Y 接头

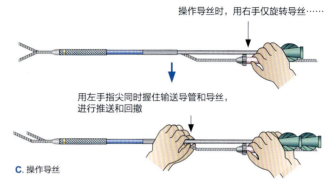

操作导丝时，用右手仅旋转导丝……

用左手指尖同时握住输送导管和导丝，
进行推送和回撤

c. 操作导丝

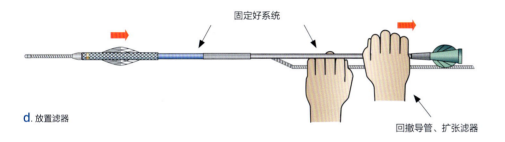

固定好系统

回撤导管、扩张滤器

d. 放置滤器

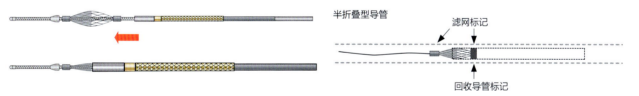

半折叠型导管

滤网标记

回收导管标记

e. 回收滤器

图 12-19 FILTRAP™ 的操作方法

e：推送半折叠型导管，直至导管前端标记到达滤器近端标记的位置。此时，滤器近端的一半在导管内，故捕捉的血栓不会脱落。

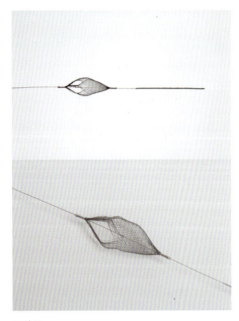

a. 滤器

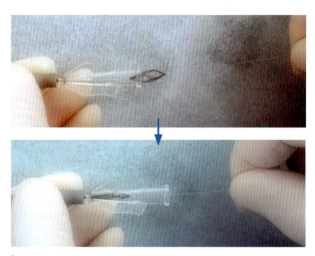

b. 送入导丝

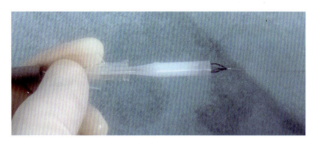

c. 送入 8mm 直径的滤器

图 12-20 Parachute™

a：需使用内腔在 0.027in 以上的微导管输送和回收 Parachute™。

b：小心将导丝送入微导管内，避免导丝弯曲。

c：送入 8mm 直径的滤器时可使用专用插入装置（附带 0.035in 的导丝即可）。

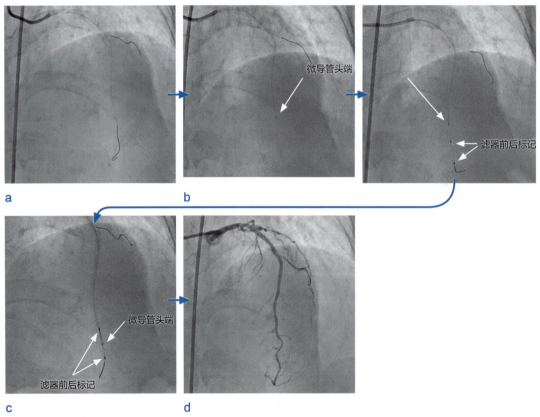

图 12-21 撤出 Parachute™

a：导丝通过病变。

b：通过微导管（0.027in 以上）更换为 Parachute™。

c：支架植入后，推送之前使用的微导管，使滤器的一半进入微导管内，后回收。如果在滤器网篮打开的状态下回撤的话，有可能会卡在支架上。

d：撤出 Parachute™ 后。

滤器无复流

- 首先要认识到有可能发生滤器无复流现象。
- 如果发生，撤出滤器血流即可以得到改善，但建议在撤出之前用血栓抽吸导管进行一次抽吸（图12-22）。

后适应

- 众所周知，预适应是指缺血前反复短暂的心肌缺血可对接下来长时间的心肌缺血起到保护作用的一种现象，而后适应是指在心肌再灌注时反复短暂的再灌注／闭塞所产生的心肌保护作用的一种现象（图12-23）。
- 后适应可减轻再灌注损伤，从而提高心肌保护的效果。
- 后适应尽管还缺乏充分的证据，但未来是值得关注的一种有效的治疗方法（图12-24）。

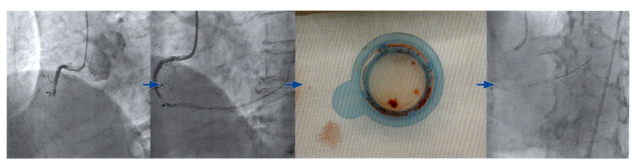

a. 右冠状动脉闭塞　　b. 血栓抽吸后　　c. 抽吸的血栓　　d. 留置 FILTRAP™

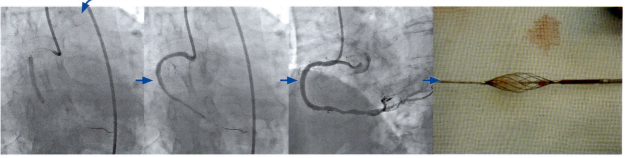

e. 植入支架　　f. 滤器部位血流消失　　g. 滤器取出后恢复 TIMI 3 级血流　　h. 滤器捕捉到的血栓

图 12-22　滤器无复流的病例

a、b：右冠状动脉闭塞导致的急性心肌梗死病例。通过血栓抽吸导管进行抽吸后，血流恢复到 TIMI 3 级。

c：抽吸出的血栓

d ~ g：根据 IVUS 检查结果，高度怀疑发生了无复流现象，故将 FILTRAP™ 推送到病变远端后，直接植入支架。然而，随后血流在 FILTRAP™ 部位中断了。撤出 FILTRAP™ 后，恢复了 TIMI 3 级血流。

h：FILTRAP™ 捕捉到的血栓。

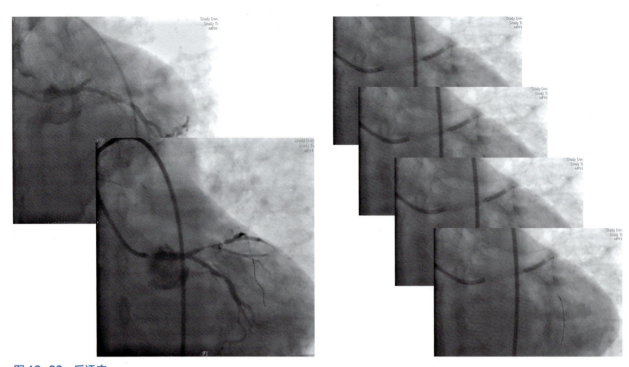

图 12-23　后适应

前降支闭塞而导致的急性前壁梗死病例。通过导丝后，立即将球囊导管推送到病变部位，反复进行1min的扩张和1min的再灌注。

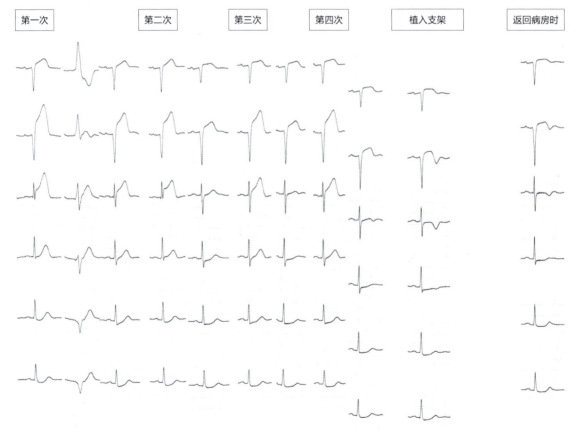

图 12-24　后适应的心电图变化

反复进行1min的扩张和1min的再灌注后心电图的动态变化。ST段持续抬高得到改善，返回病房时ST段基本恢复至等电位线，并开始出现T波倒置。

心脏 MRI

- 已有证据表明，心脏 MRI 对于缺血性心脏病的诊断具有很高的敏感性和特异性，有一定的临床应用价值。
- 另外，由于操作复杂、专业性较强，其临床应用尚未普及。
- 但是，延迟强化成像和微血管阻塞可用于评估急性心肌梗死再灌注治疗的有效性（图 12-25）。

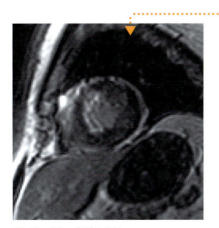
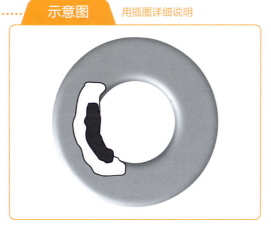

示意图　用插图详细说明

图 12-25　心脏 MRI
前降支闭塞导致的急性前壁梗死病例。成功进行再灌注治疗后1周行增强MRI检查，延迟强化成像提示心肌梗死面积达心内膜下，被白色的延迟强化围起来的黑色区域为微血管阻塞。

名词解释 ● 延迟强化
静脉注射钆对比剂约 15min 后进行扫描，通过 MRI 成像发现的心肌内的高信号影（白色）。梗死灶的坏死心肌可表现为延迟强化。与核医学技术相比具有更高的分辨率，可以评估梗死灶的范围和局部存活心肌。

名词解释 ● 微血管阻塞（microvascular obstruction）
微血管阻塞表现为在延迟强化区域内出现的低信号区（黑色），提示微血管损伤和心肌内出血。

柚本和彦　日本横滨灾难救援医院循环内科冠状动脉疾病集中治疗部

异物回收方法

冠状动脉内支架脱载和导丝断裂是罕见的并发症，但残留的异物会导致血栓形成和血管损伤，所以需要取出。

首先掌握以下要点

Point

1 要意识到在什么样的情况下容易发生支架脱载和导丝断裂，重要的是要防患于未然。

2 注意支架脱载时导丝不要撤出。

3 重要的是首先要抓捕异物，然后从冠状动脉内取出，最后将异物撤出体外。

4 要常备回收设备（圈套器）。

5 不必勉强取出，释放于安全的地方也是一种选择。

6 必要时可考虑外科手术取出（开胸术）。

容易发生支架脱载的情况

- 支架扩张前推送时发生脱载常见于钙化病变、分支角度大的血管、严重迂曲的血管及既往植入支架的边缘处。特别是强行推送但又不能通过，此时欲回撤时，支架易发生脱载。如果感觉有脱载的可能，可考虑在该部位扩张并留置支架（图12-26）。
- 因支架推送困难而撤回指引导管内时，可能会卡在导管前端而脱载。
- 亦有支架扩张后脱载的例子，如在血管直径较大的入口部植入短支架时，扩张后的支架会向主动脉内脱载。

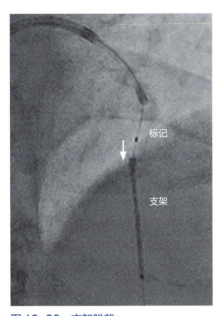

图 12-26 支架脱载

对钙化病变使用子导管。
支架定位过程中，透视下发现支架即将脱载。
在完全脱载之前，原位扩张释放了该支架。

容易发生导丝断裂的情况

- 对钙化病变进行治疗时，为了保护分支血管而送入的导丝，被卡在扩张后的支架和钙化病变之间，因此难以撤出导丝，导丝会被拉长并断裂（图 12-27a）。特别是导丝前端的不透 X 线部分容易发生变形和破损，操作时需要多注意。
- 导丝难以拔出时，不要强行拔出，不要旋转（易造成拉长和断裂）。
- 拔出导丝阻力较大时，沿无法拔出的导丝送入球囊至导丝被卡住的部位。在这种状态下，不要旋转导丝，轻轻拔出（图 12-27b）。此时，需注意不要深插指引导管。
- 断裂的导丝也可以留在分支或末梢血管内。但是，需要注意的是断裂导丝的近端可能无法在透视下进行确认。如果漂浮在冠状动脉近端，可以用支架压向血管壁。但是，如果近端漂浮在左主干或主动脉内，则需要回收。

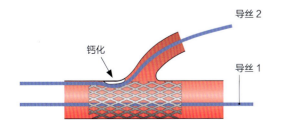

a. 导丝被卡在钙化病变和支架之间，容易断裂

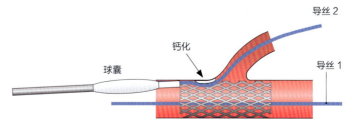

b. 球囊头端接触到支架边缘后慢慢拉出导丝

图 12-27 导丝容易断裂的情况

支架脱载

● 如果在扩张前支架脱载而导丝仍在脱载的支架上，则沿导丝送入直径较小的球囊至
脱载的支架远端并进行扩张，使球囊和支架一体化后一起撤回。无法撤回时，可逐
渐增加球囊的直径，在支架脱载部位扩张并留置支架。

抓捕异物

双导丝技术（图12-28）

● 这是最简便的方法。将数根导丝穿过异物并送至远端，用旋钮将其集中起来，向一
个方向旋转，可以将导丝与异物缠绕在一起进行抓捕。如果抓捕力不够强，可与后
述的圈套器组合使用效果更佳。

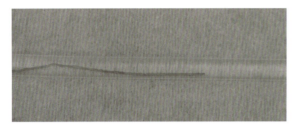

a. 漂浮在冠状动脉内的异物（导丝断端）（模型）

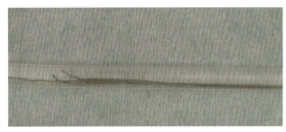
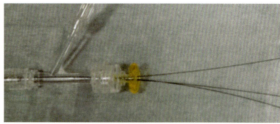

b. 沿着异物送入数根导丝至远端

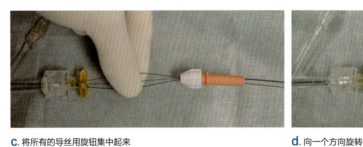

c. 将所有的导丝用旋钮集中起来　　d. 向一个方向旋转

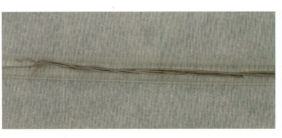

e. 多根导丝缠绕在一起进行抓捕。在缠绕的状态下缓慢地拉出所有的导丝

图12-28　通过双导丝技术抓捕异物

几种异物回收方法

- 根据抓捕的部位和异物的形状分别使用不同的抓捕器。

① "鹅颈"式抓捕器（图12-29）。

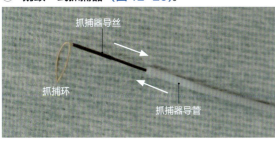

a

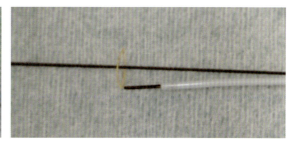

b

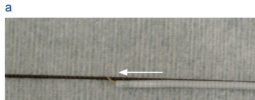

c

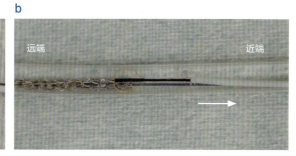

d

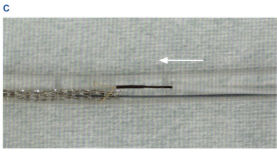

e

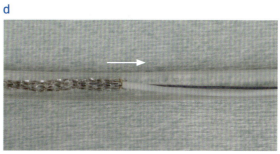

f

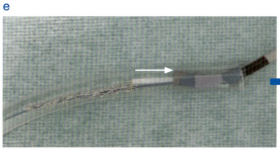

g

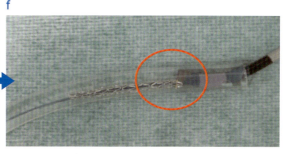

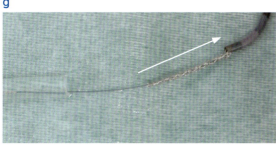

h

图12-29 "鹅颈"式抓捕器的使用方法

a：抓捕环相对于管腔呈90°展开。边推送抓捕器导管边拉抓捕器导丝，抓捕环就会被收纳入导管。

b：导丝穿过抓捕环。

c：将抓捕环收纳入抓捕器导管内，在抓捕环闭合状态下沿导丝送入导管内。

d：到达目标异物后，拉抓捕器导管并打开抓捕环，前后移动抓捕器捕捉目标异物。

e：抓捕器捕捉到目标异物后，推送抓捕器导管，关闭抓捕环。

f：闭合抓捕环，抓牢异物。牢牢握住抓捕器导丝和导管，同时拉出以防松脱。

g：虽然可以整体拉出，但支架常常会在指引导管的开口处被卡住。

h：将整体（指引导管、导丝、抓捕器、异物）一起撤出。

② En Snare® (Merit Medical 公司) (图 12-30)。
③ Soutenir® CV (Asahi Intecc 公司) (图 12-31)。

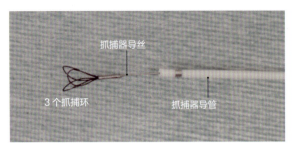

a

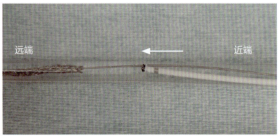

b

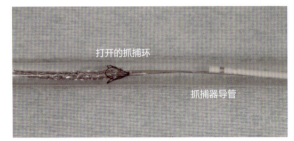

c

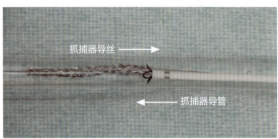

d

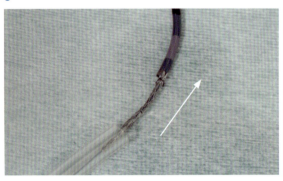

e

图 12-30　En Snare® 的使用方法

a：3 个环的结构有助于抓捕异物。抓捕环的闭合方法与"鹅颈"式抓捕器相同。

b：与"鹅颈"式抓捕器一样，导丝穿过抓捕环，抓捕环处在闭合的状态下，送至目标异物附近。

c：到达目标异物后，边拉抓捕器导管边稍微推送抓捕器导丝并打开抓捕环。

d：捕捉到目标异物后，边拉抓捕器导丝边推送抓捕器导管，牢牢关闭抓捕到异物的抓捕环。

e：如果与"鹅颈"式抓捕器一样被卡在指引导管中，则将整体（指引导管、导丝、抓捕器、异物）一起撤出。

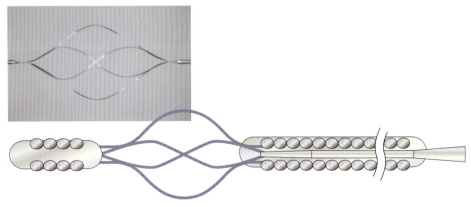

图 12-31　Soutenir® CV

0.014in导丝的头端为篮网样结构。与微导管结合使用，以缠绕和回收异物。

● 如果没有专用的异物抓捕器，可以将 300cm 的 0.014in 导丝折弯，送入 4Fr 导管内，自制抓捕器（图 12-32）。

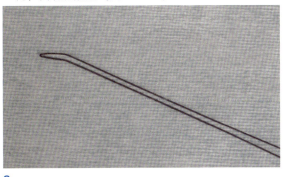

a

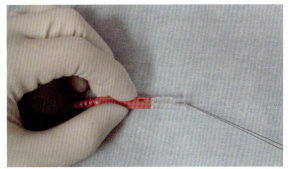

b

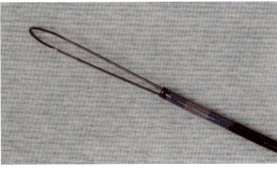

c

图 12-32　用 0.014in 导丝自制抓捕器

a：将 300cm 的导丝对折，并将头端稍微弯曲一下。

b：在折弯状态下送入 4Fr 子导管内。

c：用弯曲的导丝做成的抓捕器，从 4Fr 导管前端伸出。

一点儿建议

● 用抓捕器抓捕异物时，尽可能抓捕异物的边缘。

异物回收

● 支架梁经常卡在指引导管上，不要勉强将其回收导管内。

● 与指引导管一起慢慢拔出所有的器械。

● 为了不让抓捕到的异物脱落（特别是在升动脉内），要牢牢抓住整个系统（图 12-33）。

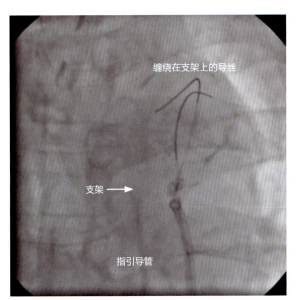

缠绕在支架上的导丝

支架 →

指引导管

图 12-33　撤回到降主动脉的指引导管和支架系统

因支架已经变形，无法回收到指引导管内，所以将整体撤回到降主动脉内。

撤出体外

- 异物如能撤回到鞘管，则断端可收纳于鞘管和指引导管内，此时边用手压迫边拔出鞘管（图12-34、图12-35）。

- 如拔出时阻力较大，而且患者主诉疼痛时，血管损伤的风险较高，此时可以外科切开取出。

- 有时异物会脱落到血管的远端，通常不会引起严重的问题（图12-36）。

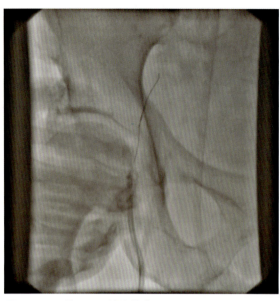

图12-34　边用手压迫边拔出
异物和指引导管收纳入鞘管，边用手压迫边将鞘管等作为一体全部拔出。

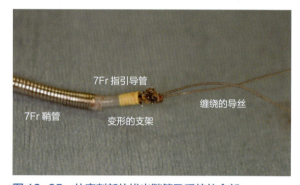

图12-35　从穿刺部位拔出鞘管及系统的全部
尽可能将鞘管、指引导管和支架一起拔出。图中所示支架已经严重变形。

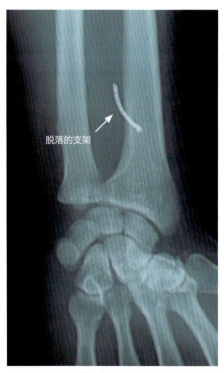

图12-36　脱落在桡动脉内而无法回收到体外的支架
虽然已经过了6年，但没有并发症，脉搏搏动良好。

4 IVUS 导管嵌顿

大塚雅人　日本横滨综合医院心脏中心循环内科

了解如何撤出 IVUS 导管的方法和步骤，以便当其嵌顿于冠状动脉内（难以或无法拔出）时可以从容应对。

Point

首先掌握以下要点

1 掌握 IVUS 导管的基本结构。

2 了解 IVUS 导管嵌顿的主要原因。

3 IVUS 导管嵌顿时，如果试图强行拔出导管，可能会带来更严重的后果（难以拔出）。

4 与介入团队分享处理方法，一旦发生嵌顿要冷静采取措施，尽量减少并发症。

5 学习基本的导管操作技术，以预防 IVUS 导管嵌顿。

IVUS 导管的头端结构

- 普通的机械扫描式 IVUS 导管的特点是，头端的导丝单轨部分与球囊和支架系统的导管相比短 15～20mm。这在很大程度上与 IVUS 导管嵌顿（难以或无法拔出）有关（图 12-37a）。
- 电子扫描式 IVUS 导管的头端单轨部分为 24mm，而且换能器靠近头端，该部分特点是直径大且坚硬（不弯曲）（图 12-37b）。
- 现在使用的由 Terumo 公司及 Boston Scientific 公司生产的 IVUS 导管有机械扫描式，Volcano 公司生产的 IVUS 导管有机械扫描式和电子扫描式两种类型。

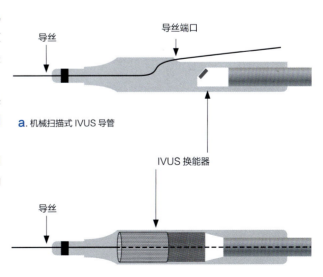

导丝　导丝端口

a. 机械扫描式 IVUS 导管

IVUS 换能器

导丝

b. 电子扫描式 IVUS 导管

图 12-37　IVUS 导管的头端结构

IVUS 导管嵌顿的原因

- IVUS 导管在操作中发生嵌顿（难以或无法拔出）的原因有以下几种情况：
  - ① IVUS 导管与导丝缠绕（图 12-38a）。
  - ② IVUS 导管在导丝出口处嵌顿（图 12-38b）。
  - ③ IVUS 换能器本身嵌顿（图 12-38c）。
- 由于 IVUS 导管的结构特点，①②易成为机械扫描式 IVUS 导管嵌顿的原因，③为电子扫描式 IVUS 导管嵌顿的原因。

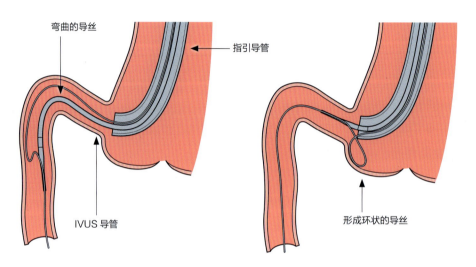

a. IVUS 导管与导丝的缠绕

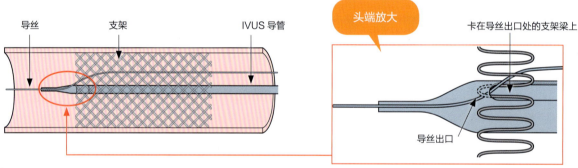

b. 卡在导丝出口处的支架梁上

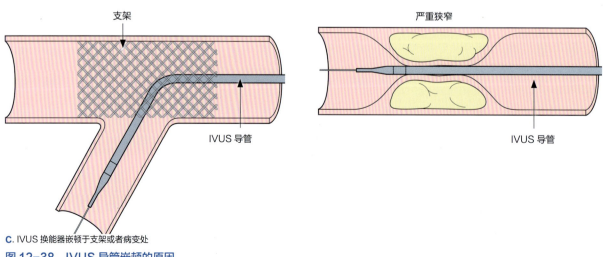

c. IVUS 换能器嵌顿于支架或者病变处

图 12-38　IVUS 导管嵌顿的原因

IVUS 导管与导丝缠绕引起的嵌顿及处理方法

- 是由于拔出 IVUS 导管时，靠近单轨部位的导丝弯曲所造成的。
- 血管弯曲时，IVUS 导管拔出的方向与导丝的走行不一致（导管推送杆与导丝分开）时容易发生的现象。
- 在这种状态下，如果进一步只拉出 IVUS 导管，则导丝就会形成一个环，不仅无法拔出 IVUS 导管，还会损伤血管和指引导管（图 12-39）。

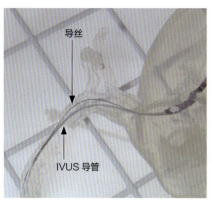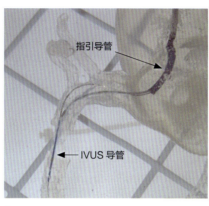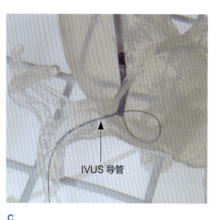

a   b   c

图 12-39   IVUS 导管与导丝缠绕造成的嵌顿

a：IVUS 导管和导丝在右冠状动脉近端弯曲处分开（模型）。

b：在这种状态下不小心拔出 IVUS 导管，则弯曲会更明显。指引导管与冠状动脉同轴性不佳。

c：弯曲的导丝在主动脉内形成环，IVUS 导管无法撤回指引导管内。

处理办法

- 将 IVUS 导管的探头（成像部分）送回原处。
- 透视下，边固定住 IVUS 导管边缓慢拉动导丝，以解除缠绕（图 12-40）。
- IVUS 导管和导丝恢复正常位置关系后，即可缓慢地拔出 IVUS 导管。
- 如果拔出 IVUS 导管时导丝弯曲，则可以将两者同时稍微拔出后，再试着推送导丝。
- 如果导丝已经弯曲，无法通过 IVUS 导管的导丝出入端口，此时不要强行拔出导丝，要将 IVUS 导管和导丝一起拔出。如有可能，可以送入另一根导丝。
- 不能撤回指引导管内时，可将系统整体拔出。

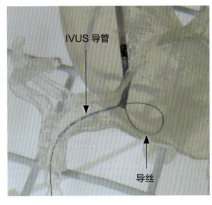
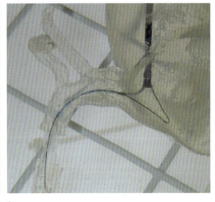
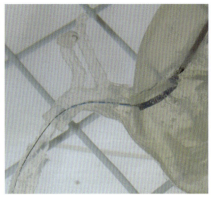

a　　　　　　　　　　　　b　　　　　　　　　　　　c

图 12-40　导丝缠绕造成 IVUS 导管嵌顿的处理方法

a：在这种状态下，不要只拉 IVUS 导管。

b：边固定 IVUS 导管边往回拉导丝，以解除弯曲。

c：IVUS 导管和导丝的位置关系恢复正常后，再缓慢地拔出 IVUS 导管。

卡在导丝出口而引起的嵌顿及处理方法

- 这是由于在拔出 IVUS 导管时，支架梁或者支架边缘卡在导丝出口处而引起的嵌顿。
- 如果在这种状态下强行拔出 IVUS 导管，不仅会导致嵌顿加重难以拔出，还可能导致 IVUS 导管头端断裂、支架变形和血管损伤（**图 12-41**）。
- 容易引起嵌顿（卡住）的原因多为血管迂曲、导丝弯曲、支架扩张不良或植入小尺寸支架等。

> **注意事项**
>
> 强行拔出嵌顿的 IVUS 导管，可能会带来更严重的后果。

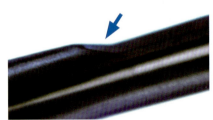
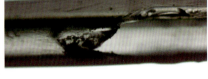

a. 未使用过的 IVUS 导管　　**b**. 导丝出口的破裂　　**c**. 发生了刺状变形

图 12-41　成功地从嵌顿状态下撤出的 IVUS 导管的导丝出口

早期处理方法

- 将 IVUS 导管探头送回前端，在扫描状态下尝试拔出。
- 边缓慢旋转 IVUS 导管边送入，并试着改变导丝出口与支架接触的位置关系。
- 即便如此，如仍无法解除嵌顿时，不要强行拉拽，可尝试如下方法进行处理。

在装载 IVUS 导管的导丝上推送球囊导管的方法（图 12-42）

- 将球囊导管（或微导管）推送到与 IVUS 导管相同的导丝上，用球囊的头端堵在 IVUS 导管导丝出口处，再将二者作为一体向远端推送后尝试拔出。
- 但是，由于 IVUS 导管、球囊导管和导丝同时送入导管腔内，因此该方法仅适用于使用 7Fr 以上的指引导管时。

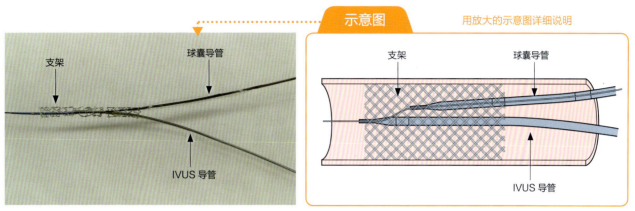

图 12-42 在同一导丝上推送球囊导管的方法

深插指引导管的方法（图 12-43）

- 将指引导管或子导管深插入冠状动脉内，可增加 IVUS 导管的推送力，从而解除嵌顿。
- 冠状动脉近端支架植入部位嵌顿时，如果能够推送指引导管（或子导管）到嵌顿的部位，可以直接在导管前端解除嵌顿并回收。

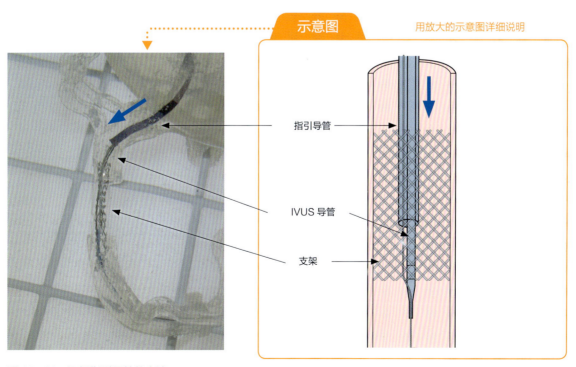

图 12-43 深插指引导管的方法

通过送入导丝撤出成像核心的方法

- 拔出 IVUS 导管的成像核心，并在该腔中送入新的导丝。
- 通过送入比成像核心更硬的导丝，可以增加 IVUS 导管的支撑力和扭矩，希望能够解除嵌顿。
- 使用 Atlantis™ Pro（Boston Scientific 公司）时，可以很容易地将连接器（用螺丝固定）拆下来，并取出成像核心。其内腔可送入 0.025in 或更小的导丝。
- 使用 ViewIT®（Terumo 公司）时，可将近端内推送杆切断，露出成像核心并拔出。在支撑外套内送入 0.021in 或更小的导丝（图 12-44）。
- 使用 Revolution®（Volcano 公司）时，将推送杆充分拉伸，以拔出成像核心。可送入 0.025in 或更小的导丝。

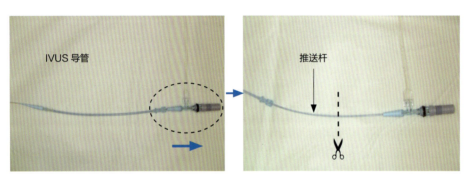

a. 将 IVUS 导管的内推送杆拉出至近端

b. 用剪刀或切皮刀切断被拉出的推送杆

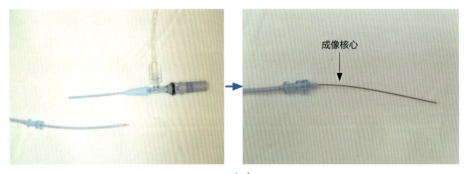

c. 切断推送杆

d. 推送推送杆断端，暴露成像核心

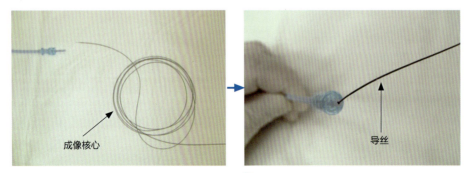

e. 拔出成像核心

f. 将导丝送入支撑外套的内腔

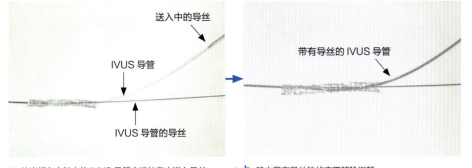

g. 从嵌顿在支架内的 IVUS 导管支撑外套中送入导丝

h. 腔内带有导丝的状态下解除嵌顿

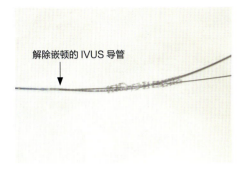

i. 向远端推送 IVUS 导管后成功回收

图 12-44　通过送入导丝撤出成像核心的方法

IVUS 导管换能器的嵌顿及处理方法

- 电子扫描式 IVUS 导管换能器部分，嵌顿于支架梁和狭窄的病变处而难以拔出（图 12-38c，图 12-45）。
- 当 IVUS 导管被送入未经支架扩张的分支血管、严重狭窄的病变处及较硬的闭塞部位时容易产生。
- 嵌顿时的处理方法。
  ① 使用指引导管或子导管，通过提供良好的支撑力辅助拔出 IVUS 导管的换能器部分。
  ② 可以考虑并行送入另一根导丝和球囊导管，在换能器旁边扩张从而将其拔出。上述方法均有一定的难度，预防才是最好的对策。

> **注意事项**
>
> 避免使用电子扫描式 IVUS 导管强行通过有阻力的病变或未进行支架扩张的分支血管。必要时可在预扩张后再送入 IVUS 导管。

图 12-45　电子扫描式 IVUS 换能器嵌顿在支架上（体外试验）

坂倉建一　日本自治医科大学附属埼玉医疗中心循环内科

旋磨头嵌顿

旋磨头嵌顿的发生率不高，但如果处理方法不当则会导致严重的并发症。因此有必要了解其处理方法，以防万一。

Point

> 首先掌握
> 以下要点

1 虽然旋磨头嵌顿是少见的并发症，但如果处理方法不当则会导致严重的并发症并危及生命。

2 重要的是要了解有发生旋磨头嵌顿的可能，并掌握其处理方法。

3 旋磨头嵌顿有需要紧急手术的可能性，一旦发生应及时联系外科医生。

4 非外科的处理方法之一，是在嵌顿旋磨头的近端进行球囊扩张，但需要熟练掌握其操作方法。

5 非外科的处理方法虽然很重要，但如果仍不能解除嵌顿，应该选择外科手术治疗。

何谓旋磨头嵌顿？

● 旋磨头嵌顿是指旋磨头部分（图12-46）被病变卡住并无法拔出的现象（图12-47）。不仅是旋磨头，其他器械（球囊、IVUS等）也可能会被病变卡住而无法拔出，但极少发生，一旦发生也是非常难处理的并发症。

● 与IVUS等嵌顿相比，旋磨头嵌顿时更容易发生慢血流和低血压，处理不当易导致血管破裂等严重的并发症。

● 关于旋磨头嵌顿的报道很少，准确的发生率不详，笔者近4年来连续实施的250例旋磨病例中，其并发症的发生率见表12-5[1]。

● 与慢血流相比，旋磨头嵌顿的发生率很低。与球囊扩张相比，需行旋磨术的病例相对较少，所以经历过旋磨头嵌顿的术者不多。因此，尽管发生旋磨头嵌顿的病例不多，但应了解一旦发生该如何处理。

[1] Sakakura K, Ako J, Wada H, et al：Comparison of frequency of complications with on-label versus off-label use of rotational atherectomy. Am J Cardiol 110：498-501, 2012.

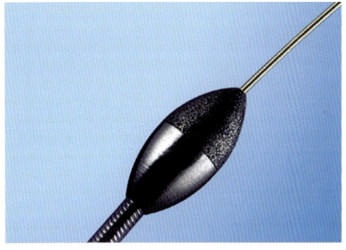

图 12-46　旋磨头

前端有钻石涂层，后端没有钻石涂层。

近端 　　　　　　　　　　　　　　　　　　　远端

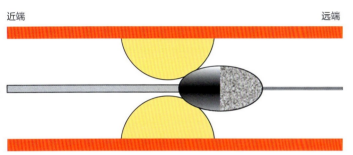

图 12-47　旋磨头嵌顿的示意图

旋磨头后端没有钻石涂层，所以一旦嵌顿，就不可能用旋磨头后端削蚀斑块。

表 12-5　250 例旋磨病例并发症的发生率

并发症	总体	On Label	Off Label	P值
慢血流（$n=212$）	55（26%）	14（18%）	41（30%）	0.06
旋磨头嵌顿	1（0.4%）	0	1（0.6%）	0.44
导丝断裂	2（0.8%）	0	2（1.3%）	0.27
旋磨相关的血管穿孔	0	0	0	—
围术期心肌梗死（$n=242$）	15（6.2%）	2（2.1%）	13（8.8%）	0.04
院内死亡	2（0.8%）	0	2（1.3%）	0.27

（引用文献1）

旋磨头嵌顿的发生率远低于慢血流。

如何处理旋磨头嵌顿

● 首先，联系好外科医生很重要，因为最后有可能不得不进行外科治疗，况且非外科治疗也有发生血管穿孔和破裂等严重并发症的可能。

非外科的处理方法

球囊扩张法

- 作为拔除嵌顿旋磨头的非外科处理方法，可以在嵌顿的旋磨头近端进行球囊扩张（图12-48、图12-49）。这个方法在非外科处理中，损伤比较小，在生命体征等允许的情况下可以尝试。

- 但是，该方法的难点是，由于旋磨导管推送杆的鞘管为4.3Fr，为了同时将球囊导管送入指引导管，需要使用8Fr指引导管。

- 换句话说，使用低于7Fr指引导管的唯一方法是穿刺另一个部位并使用两个指引导管，或者换成8Fr的指引导管（图12-50）。但是，穿刺其他部位或更换导管很麻烦。

- 笔者报告了通过拔出旋磨导管推送杆鞘管，即使使用7Fr或6Fr指引导管，也可以在近端进行球囊扩张并拔出嵌顿的旋磨头（图12-51～图12-54）[2]。这种方法虽然不是万能的，但是对一部分嵌顿是有效的，在短时间内可以很容易解除嵌顿。

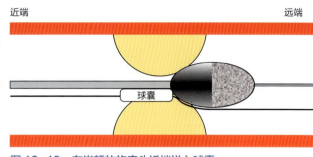

图12-48 在嵌顿的旋磨头近端送入球囊

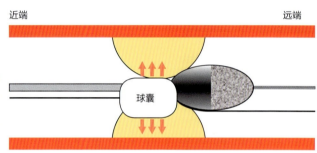

图12-49 扩张球囊后，产生旋磨头向近端移动的空间

[2] Sakakura K, Ako J, Momomura S：Successful removal of an entrapped rotablation burr by extracting drive shaft sheath followed by balloon dilatation. Catheter Cardiovasc Interv 78：567-570, 2011.

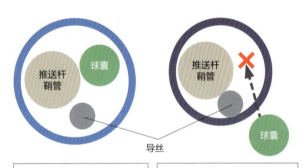

如果是8Fr的指引导管，则可以同时容纳推送杆鞘管（4.3Fr）、导丝和球囊

如果是7Fr以下的指引导管，则不能同时容纳推送杆鞘管（4.3Fr）、导丝和球囊

a. 8Fr   **b**. 7Fr 或 6Fr

图12-50 指引导管和推送杆鞘管的横截面图

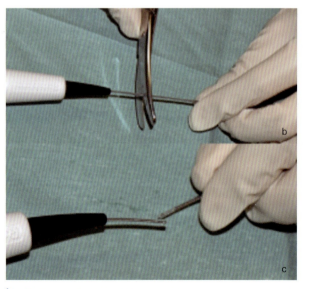

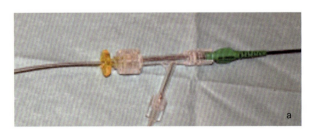

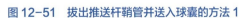

a. 通过Y接头将旋磨头（1.25mm）送入6Fr指引导管（FL4，Mach1™，Boston Scientific 公司）

b、c. 将推送杆、推送杆鞘管和RotaWire™（Boston Scientific 公司）在推进器附近一起剪断

图12-51 拔出推送杆鞘管并送入球囊的方法1

（引用文献2）

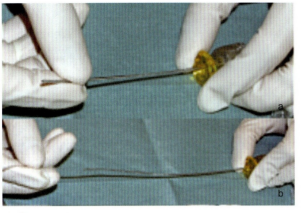

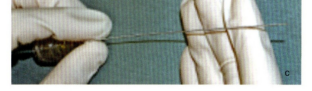

a、b. 拔出推送杆鞘管

c. 拔出推送杆鞘管后，推送杆保持在原位

图 12-52　拔出推送杆鞘管并送入球囊的方法 2
（引用文献2）

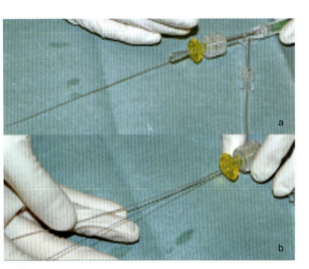

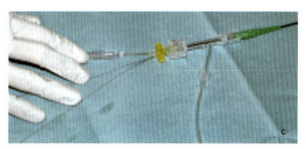

a、b. 通过插入器和 Y 接头将 0.014in 的导丝送入指引导管内

c. 2.5mm 的普通球囊（Marverick2™ 2.5mm × 15mm，Boston Scientific 公司）可以很容易地送入指引导管内

图 12-53　拔出推送杆鞘管并送入球囊的方法 3
（引用文献2）

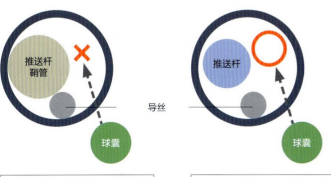

如果是 7Fr 以下的指引导管，则不能同时容纳推送杆鞘管（4.3Fr）、导丝和球囊

即使是 7Fr 以下的指引导管，也可以同时容纳推送杆（1.95Fr）、导丝和球囊

a. 7Fr 或 6Fr

b. 7Fr 或 6Fr

图 12-54　指引导管及推送杆鞘管的横截面图

其他方法

- 除了近端球囊扩张方法外，还有文献报道了用 5Fr 子导管覆盖推送杆，并以子母导管方式拔出旋磨头的方法 [3,4]。将来可能还会报道新的处理方法，但如果能理解图 12-50 和图 12-54 所述的内容，则可以在紧急情况下避免恐慌，并顺利解决问题。
- 除此之外，使嵌顿的旋磨头松动再拔出的方法也可能有效。但如果使完全嵌顿的旋磨头松动并拔出，会对血管产生过剩的力，血管穿孔和破裂的风险会增加。
- 与导丝引起的穿孔不同，旋磨头穿孔由于是血管破裂，会引起急性心包填塞，也有可能发生更严重的并发症。
- 最后，也是最重要的一点，发生嵌顿时不要坚持一定要采取非外科的处理方法，应根据临床具体情况，必要时让外科医生开胸手术也是旋磨术者的重要责任。

注意事项

旋磨头嵌顿时，重要的不是通过非外科的方法拔出，而是应避免血管破裂。因此，笔者认为应避免通过旋磨头松动来拔出。

[3] Cunnington M, Egred M : GuideLiner, a child-in-a-mother catheter for successful retrieval of an entrapped rotablator burr. Catheter Cardiovasc Interv 79 : 271-273, 2012.

[4] Kimura M, Shiraishi J, Kohno Y : Successful retrieval of an entrapped Rotablator burr using 5 Fr guiding catheter. Catheter Cardiovasc Interv 78 : 558-564, 2011.